嗜癖問題と その子どもたちへの影響

私は親のようにならない

改訂版

It will never happen to me

クラウディア・ブラック 著

斎藤 学 監訳

誠信書房

詩と「世界中で一番良い子」という物語を除き，
この本の中で使われている名前は，
モデルになっているクライエントの実名ではありません．
同一なものがあるとすれば，
それは単に名前の一致ということではなく，
嗜癖家庭の出身者という共通性なのです．

謝　辞

この本を世に送り出すにあたっては，多くの方がたのご協力を頂きました。何年もの間，数多くの専門家の友人および私的な友人が，私を援助してくれました。しかし，最も大きな動因は，人生の一部を私と分かち合ってくれた多くの子どもたちと成人した子どもたちであることに変わりはありません。彼らの勇気，傷つきやすさ，正直さは，あらゆる水準のインスピレーションを私に与えてくれました。『私は親のようにならない』に情緒的な深みと非常に豊かな意味を与えてくれたのは，この人たちの人生なのです。本書は，この回復の旅（healing journey）をしてきたすべての人に敬意を表わして書かれたものです。

非常に多くの人たちが強い支援をしてくださいましたが，『私は親のようにならない』の作成に直接かかわってくれた人びとがいます。特に詩を書いてくれたレニー・キャバリエ，ジョアン・フィセット，ジェイン・ミデルトン-モス，それから自分のストーリーを提供してくれたピーター・ナルディには心からの感謝を捧げます。何年も前に書かれたあなた方の言葉は，この旅が正しいものであることを認め，この旅に希望を与えてくれました。

ビクトリア・デンジグ，マーサー・ランソン，マーガレット・ヒルマン，リン・サンフォード，ジェル・グリーンリーフ，デボラ・パーカー，ミュリエル・ジンクは初版に直接関与し，援助とフィードバックを与えてくれました。現在も私の人生にとってかけがえのない存在の人たちです。

ピーター・ナルディ、ボブ・スタイン、アニー・ドース、バリー・レビ、アン・マリー・ピオンテク――当時のあなた方の尽力は決して忘れません。

私のアシスタント、サンディ・クラインそして本書の担当編集者スコット・シュルト――あなた方はずっと、かけがえのない援助者でした。本当に感謝しています。

『私は親のようにならない』はまさに私の子ども、かけがえのない特別な子どもです。私の人生にとって大切な人たちのおかげで、私はこの本を世に送り出すことができるのです。この人たちの多くにはすでに感謝を申し述べましたが、生涯私の良き師であり、二年前九十七歳で亡くなった祖母のマーガレット・ドルクイストをそこに加えたいと思います。長年の友人であるシェイラ・フィールズ、ロリ・ドウィネル、あなた方が無条件で与えてくれた援助は、いつもこの上なく大切なものでした。ボブ・マーチン、メアリ・キャロル・メルトン、シス・ウェンジャーの友情にも深甚なる謝意を表わします。私の著作と仕事を支持し、熱心に応援してくれました。私の友人ジニー・ブラウン、ラセル・ジンク――そこにいるだけで、自分を大切にしていいんだということを思い出させてくれる天使のような人たち――にも心から感謝を捧げます。

オリジナル版が発行されてから、私の父と子どもの頃からの友人デビーが嗜癖のために亡くなりました。二人がその生涯を通じて、私に示してくれた大きな意味と与えてくれた贈り物に深く感謝したいと思います。

タミー・スタークは十三年以上も私のために働いてくれました。彼女は人生の情熱を私の著書の読者に対する献身に捧げました。彼女は回復の旅が前途に待ち受けていると心から信じていました。ほとんどの人にとっては聞きなれない名前であり、すでに彼女は亡くなっているのですが、多くの読者に対する彼女の献身がいつまでも忘れられることのないように願っています。

オリジナル版が刊行されてから、私は世界中に知られるようになりました。その間も、母と妹のジャナは変わらず私を支えてくれました。仕事上、私が自分の私生活について話すことがあり、そのことが彼女たちの私生活に悪影響を及ぼすことになっても、誇りと愛情をもって私を支持してくれました。ありがとう。義父のトムにもお礼を言わせてください。あなたは私たちの人生を明るく照らしてくれました。

オリジナル版で申し上げた通り、最もお世話になったのは夫のジャック・ファーヘイです。ジャックのおかげでこの本が存在するのです。彼は大量の書き直しに伴う歯ぎしり、嗜癖を抱えた生活の脆弱性を話そうとして生じる感情的苦痛、そして回復への旅に立ち会う喜びにつきあってくれました。

皆さんに心から感謝します。

まえがき

「私は親父のような人生を歩むまいと思って、頑張って生きてきました。でも今になって考えてみると、親父と私の違いというのは、親父はアル中で死に、私にはアル中で死ぬ必要がないということだけのようです」。

この言葉を初めて耳にしてから二十年が経ちます。当時私は、世界中の老若男女から同じような話を聴いていました。アルコホリック、薬物常用者、セックス嗜癖者、あるいはギャンブラーであろうと、この人たちは化学物質依存、物質乱用、またはその他の嗜癖障害とともに育った人たちでした。彼らは皆、自分にこう言い聞かせていました「私は親のようにはならない」。自分の親がしたのと同じことはするまいと心に決めていたのです。ファミリー・グループに参加していると、夫たち、妻たち、パートナーたちから同じ話を聞きます。この人たちもまた、嗜癖家族で育ち、同じ言葉を繰り返してきたのです。この人たちは自分が親のようになるとは夢にも思っていませんでした。しかし、親のようにはならないという言葉が本心からのものだったにもかかわらず、彼らはアルコホリックと結婚しました――なかには二度、三度とアルコホリックと結婚した人もいます。今日、彼らは皆、何年も前、私が最初に『私は親のようにならない』を書いた当時の嗜癖者とその家族と同様に、嗜癖のサイクルを繰り返しているのを目の当たりにして愕然としています。遠からず、彼らの子どもたちは、この言葉を木霊のように繰り返すようになります。今日の成人した子どもたちは、自分が嗜癖とともに育ち、いまだにその影響を受け続けているということを、前にも増して確認できるようになっています。次の世代の子どもたちは、混沌と恐怖のなかで、自尊心を取り戻すために闘い続けなければならないのです。

公私にわたる私の生活は、恐れと恥を抱えて生きることに値する人間など誰一人いないのだという信念に導かれたものです。私が育った家庭環境において、嗜癖は日常茶飯事でした。アルコホリックの父親はともかく、両親は住んでいた小さな町で酒場を経営しており、この酒場はこの林業町の中心でした。大人たちの間では常習的飲酒が当たり前で、常習的飲酒に曝露されるのは普通のことでした。母は気づかなかったのですが、父の飲酒は結婚前から常習的なものでした。父はまだ二十二歳、母は十七歳でした。母はアルコール症（アルコホリズム）と強迫的ギャンブルとともに育ってきたので、父の初期段階の嗜癖行動が母の心配の対象になることはありませんでした。

私が当時「アルコール症分野」と呼ばれていた世界に入ったのは、先祖伝来の悪習と嗜癖にとらわれた家族のなかで育ったからなのかもしれません。私は両親を心から愛しているし、両親も私を愛しているとわかっています。それでも、私は嗜癖のもつ情緒的・物理的・霊的（スピリチュアル）害悪により、家族がめちゃめちゃに破壊されるのを体験したのです。

二十年以上前、病院の小規模な化学物質依存ユニット（分科）で家族プログラムを作成するよう依頼されたのですが、私は質問をすることさえ思いつきませんでした。家族プログラムの開発を依頼されたとき、私は「家族」とは「子どもたち」のことだと思い込んでしまいました。それで、自分の体験を話すプログラムに子どもたちを招き始めたのです。七〇年代の私のクライエントは、その多くがすでに成人に達して家を離れている子どもを持つ年代の人たちでした。しかし、十年、十五年、あるいは二十年間アルコール症とともに育った人たちなら、その体験を語る機会を与えられるべきだと思ったのです。自分が育った家族のなかで私が身につけたのは、表現されたことと表現されなかったことに対する過剰な警戒心でしたから、私は聴き上手でした。これらの成人した子どもたちは自由に話すだろうから、それを聴くことで自分が何かの役に立てるのではないかと思ったのです。成人した子どもたちはやってきましたが、何を話していいのかわからないようでした。彼らは自分の考えや感情と格闘していました。多くの人は自分がどれほど元気に暮らしているか、自分の親の回復をどれほど切に願っているかを私に話しましたが、自分のニーズをあまりもっていませんでした。確かに、彼らが親のようになることはなさそうでした。彼らの多くはまだ、自分は嗜癖による重大な影響を受けていないという妄想に陥っていました。

私が最初に「アダルト・チャイルド」という言葉を使い始めたのは、このコンテクストにおいてでした。実用上の見地からは、この言葉は、私が一緒に仕事をしている人たち、つまり思春期前の子ども、思春期の若者、または家族のなかの成人した子どもを定義するものでした。またこの言葉は、この成人が、子ども時代の傷つきやすさからくる痛みを抱え、問題家族による影響を隠したり防いだりするのに人生を費やしてきたことを認め、確認するものだったのです。

それからティーンエイジャー（十三歳以上の十代の若者）がいました。彼らは他の家族のことをとても気遣っていましたが、自分自身のことを話す必要はないと考えていました。あるいは、怒っていて、私や他の人がいなくてもうまくやっているのだという態度をとっていました。

最後に、もっと幼い子どもたちがいて、私はこの子どもたちのなかに正直さと真実を見出しました。

未知の連続体の存在を目の当たりにしたことで、私は一緒に働いている人びとの内面をもっと深く見つめる必要があることに思い至ったのです。これら初期の経験から『私は親のようにならない』の初版を書きました。

当時は、自分がアルコホリックの家庭で育ったことを口に出せば、人びとは驚いて息を呑むという時代でした。メディアがこの問題を取り上げる以前のことです。嗜癖という名を口にするのはもちろん、家族問題について話し合うことは、家族にとって重大な恥辱的行為であり、背信行為だったのです。

このような時代を経ていくつかの変化が生じ、嗜癖の影響を受けた諸家族は、自らの家族歴のサイクルを絶つことができるようになりました。書店には回復についての本が数多く並んでおり、一冊も置いていなかった時代とは対照的です。『私は親のようにならない』は二百万部が発行され、日本語からスウェーデン語まで五カ国語に翻訳されました。十二ステップのグループは、郡部、都市部を問わず米国中に浸透し、世界中で見られるようになりました。精神保健の専門家、家族支援局（family service agencies）、教育専門家は、嗜癖の意味について深く理解するようになり、これに取り組む用意もできています。家庭の秘密は、もっとずっとオープンに語られるようになりました。

けれども、今日、嗜癖とともに育っている子どもたちのほとんどが体験していることは、過去の時代のものとほとんど変わりがありません。彼らは恐怖、孤独、混乱を抱えて生きています。その多くが、今もなお身体的または性的虐待を直接目撃したり、受けたりしています。この子どもたちは何が起こっているのか話すことを恐れ、否認し、合理化し、傷つきを我慢することを覚えます。彼らは二十年前の子どもたちと同様に孤立した生活を送っているため、何らかの形で直接介入が行なわれない限り、子どもに対する長期的な影響に変化が生じることはありません。アダルト・チルドレンは、相変わらず嗜癖に陥り、嗜癖者と結婚し、憂うつになったり、激怒したりしています。多くの場合、学業面でも物質面でも期待以上の優秀な業績や成功を収めることに駆り立てられているのです。

もうおわかりでしょう。理解するために、そして罪悪感や罪責感をもたないですむようにそうしているのです。本書の意図は、嗜癖家族で育つとどんなことが起きるのか、それを理解するための基盤を提示し、回復のための期待を提案することです。このことを頭に置き、意識して嗜癖者や共嗜癖者(coaddict)になろうとする人はいないのだということをご理解ください。嗜癖の侵害がなければ、彼らは別の選択をしただろうことを。

多くの読者は、『私は親のようにならない』がさまざまな感情を呼び起こす触媒であることにお気づきになるでしょう。つらい感情が呼び覚まされるかもしれません。どうか、あなたの感情を分かち合うようにしてください。家族の方々は長い間ずっと、黙って耐え忍んできたのですから。

嗜癖とともに育った私たち全員がもつ強靭さ(resiliency)に感謝して、結びとしたいと思います。受けている悪影響の如何にかかわらず、私たちは皆、信じられないほどの強さをもっています。私が望むのは、あなた方がその強さを発揮すること、そしてサバイバーとしての誇りは、生き残る(sur-

vive）能力を超えて、力強く成長する（thrive）権利を享受すべきものなのだという事実を受け入れてくださることです。
また、私は親のようにはならないと考えたり、話したり、信じたり、望んだりしたことのあるすべての人に感謝を捧げたいと思います。あなた方のこの信念とあなた方が私に与えた影響のお陰で、私たちは共に、自分自身のため、また他の人びとのために別の道程を拓くことができるかもしれないのです。

心より

クラウディア・ブラック

目次

序　章

数十万人の人たちが化学物質依存、共依存、そしてアダルト・チャイルド問題から回復していますが、私たち（米国）のコミュニティは、いまだに嗜癖の影響を受け続けています。ヘロイン、コカイン、塩酸メタンフェタミン（覚醒剤）、マリファナの使用は、私たちのコミュニティに蔓延しています。しかし、歴史的にみると、乱用薬物の第一位はアルコールなのです。

『私は親のようにならない』の初版を書いた当時と比較すると、今日では誰かをアルコホリックと呼ぶことはほとんどなくなり、嗜癖者はしばしば複数の物質に嗜癖するということがわかっています。私たちはケミカル・ディペンデント（化学物質依存者）またはアディクト（嗜癖者）などの言い回しを使いますが、それは優勢な物質嗜癖の如何を問わず、彼らにはアルコールなどの薬物をやめる必要があることを認識するためです。なぜそうなったのか、それには二つの理由があります。一つには、多くのアルコホリックが、最低一つの別の物質に対して同時に嗜癖することがわかったからです。次に、第二の嗜癖の徴候を示していなくても、アルコホリックはこれら他の物質が原因でアルコール症を再発させたり、第二の嗜癖に陥ったりすることがしばしばあるので、他の物質に手を出さないようにする必要があるからです。これらの理由により、本書においては「アルコホリック」「嗜癖者」「化学物質依存者」という言葉を互換的に使用しています。

本書で使用する場合、これらの用語は、飲酒または使用を常時コントロールする能力がなく、いったん飲酒または使用を始めると、自分の行動を予測することができなくなる人たちを指します。この人たちは、飲酒／使用によって生活の主要な領域にさまざまな問題が生じているのに、まだその行為を続けています。生理的嗜癖に加え、物質に対する心理的依存を発症させた人なのです。また、アルコール／薬物に対する耐性に変化が生じ、思うような効果を得るために、ますます飲酒／使用をしなければならなくなった人でもあります。飲酒または使用の必要性は、彼らの生活における最大の関心事になっていきます。人生のある時期においては、彼らは飲酒や使用を選択することができました。やがて、選択の問題ではなく強迫の問題となってしまうのです。

多くの人が化学物質依存について誤解していますが、それは一つの特定の行動パターンというものがないからです。嗜癖者の飲酒／使用スタイルはさまざまで、嗜癖の結果のばらつきも大きいのです。毎日飲む人もいれば、散発的な飲み方をする人、連続飲酒と連続飲酒の間の長い期間、飲まずにいる人もいます。大量に飲み、他の薬物を使用する人もいれば、そうでない人もいます。ビールだけ、あるいはワインだけを飲む人もいるし、強い酒を選ぶ人もいます。さまざまなアルコール飲料を飲む人もいます。人生の非常に早い時期に嗜癖が発症する場合もあれば、何年もかかって徐々に進行する場合もあります。初めて飲んだときから嗜癖的な飲み方をしたという人もいますが、たいていの人は、数年飲み続けた後、社交的飲酒から嗜癖的飲酒への「見えない一線」を越えたと述べています。

本書が引き続き焦点を当てているのは、アルコールが第一の薬物である家庭ですが、読者の皆さんが他の物質乱用家族との類似点に気づいてくだされば幸いです。極端から極端へと激しく変動する生活、不可解な生活、恐怖に満ちた生活には共通点があります。それは、嗜癖が家族の中心となり、嗜癖者とその嗜癖のニーズが、個々の家族メンバーのニーズに優先するシステムのなかで暮らしているということです。

共通点

オリジナル版以来、私たちは多剤乱用を識別することに熟練してきただけではありません。過程（プロセス）嗜癖と呼ばれるものを認知し、物質・過程の両嗜癖はしばしば共存し、相関している場合があるという事実を認識しています。このような嗜癖に含まれるのは、ギャンブル、浪費、摂食障害、セックス嗜癖、恋愛嗜癖、それから関係嗜癖でしょう。嗜癖障害全般の共通点は以下の通りです。

（1）コントロールできない行動パターンで、いったんその物質や行動に携わると、使用を予測することも、自分でやめることもできなくなる。
（2）その行動がもたらす負の結果。

（3）負の結果にもかかわらず、やめることができない。

（4）耐性と耽溺量の増大――思うような効果を得るために、もっと使用したり、はまったりする必要。

（5）最大の関心事――嗜癖行動についての予期、従事、反省が自分の思考と感情の中心となっている。

（6）否認――自分の行動を問題行動と捉えることについての過小評価、合理化、否認が嗜癖者の思考の隅々にまで浸透しており、妄想的思考といえるほどである。

それが食物の自己摂取、ギャンブルの刺激、またはアルコールもしくはその他の薬物による中毒であろうと、著しい気分の変化が引き起こされる場合、嗜癖的強迫が存在する可能性があります。

共嗜癖

物質嗜癖または対象嗜癖の如何にかかわらず、共嗜癖である親の行動はきわめて共通した道筋をたどります。前著ではアルコホリックの配偶者またはパートナーを共アルコホリック（co-alcoholic）と呼称していました。今日、この人たちを共依存者または共嗜癖者と考えることがますます一般的になっています。本来、〝co〟という接頭辞は、嗜癖者の行動のことで頭が一杯になり、第一のイネイブラー（支え手）の役割を果たすようになった結婚相手を描写するために使われていました。今では、嗜癖システムに反応して自己感覚を断念したり、自己感覚の減弱を経験したりする力動（ダイナミクス）をも含むようになりました。

通例、共依存者（共嗜癖者）の経験には以下がともないます。

（1）自分がどのように感じているのか、何を必要としているのか、という自己感覚の喪失。
（2）自分の人生に取り組ませまいとする他人のことで頭が一杯になっている。
（3）個人的動機から行動するのではなく、他人の行動に反応する。
（4）他人のことに没頭していて、自分の優先事項を保留する。
（5）他人、職務、または状況についての責任を取る。
（6）否認システムに巻き込まれている。

家族のなかの子どもたちにとっては、嗜癖と共嗜癖が組み合わさった結果、どちらの親も一貫した、予測可能な形で物事に対処したり、子どもの求めに応じたりする親ではなくなっています。子どもたちは嗜癖者の親ばかりでなく、非嗜癖者の親（いる場合）の影響、そして嗜癖システムのなかで生活した結果として生じた不健康な家族力動の影響を受けるのです。

子どもたち

二〇〇一年現在、National Association of Children of Alcoholics（全米ＣＯＡ協会）は、七千六百万人の米国人、米国の成人人口の約四三％が家族内でアルコール症に曝露されたことがあると報告しています。米国の成人のほぼ五人に一人（一八％）が、成育の過程で一人のアルコホリックと生活を共にしていました。米国には推定二千六百八十万人のアルコホリックの子どもたちがいます。予備調査によれば、これらの子どもたちのうち、十八歳未満の子どもは一千百万人を超えています。アルコホリックでない人の子どもたちと比較すると、

●アルコホリックの子どもたちは、アルコール症やその他の薬物乱用に陥る危険性が高い。
●アルコホリックの子どもたちは、アルコール症の蔓延した家族の子どもと結婚する危険性が高い。

また臨床上、成人になってもアルコホリックの子どもたちは、恥に根ざした信念――抑うつ、犠牲者化（被害化）、激怒、人生の無意味さを生み出す――とかかわりのある一定の行動をとることがわかっています。困難な環境で育った子どもたちはしばしば、高い強靭性を示しますが、多くの者にとって、これは非常に高い代償を払って手に入れたものなのです。

化学物質依存家族で育った人びとについて知るようになったことの恩恵の一つは、他のタイプの問題家族で育った人びとにとっても非常に有益な情報を提供してくれたということです。あなたが嗜癖家族システムのなかで育ったか否かにかかわらず、『私は親のようにならない』は、あなたの状況を理解するために十分な枠組みを提供してくれるでしょう。私たちは以前からずっと、身体的・性的虐待を受けて育った人たちが、まるで嗜癖とともに育ったかのように嗜癖家族で育った人たちと非常に似通っていることに気づいていました。統合失調症からうつ病、怒り狂う親に至るまで、精神疾患とともに育った人びとには、しばしばアダルト・チャイルド問題との同一性が認められます。慢性的な健康問題または身体障害の影響を受けている親の元で育った人たち、アダルト・チャイルド（明らかな嗜癖の徴候は示さないものの、しばしば嗜癖者に特徴的な考え方や行動をする）によって育てられた人たちにも同一性が認められるかもしれません。これら異なるタイプの家族を結びつける糸は、孤立感、硬直性、恥を増幅させる慢性的な喪失を経験していることです。

状況の如何にかかわらず、喪失に満ちた過去の持ち主にとって、嗜癖とともに育った人はいとこのようなものです。したがって、この情報が問題家庭で育った他の人たちの役に立てるのなら、それはさらなる恩恵です。

第1章　アダルト・チャイルドたちのスケッチ

信念

- 自分は何一つ満足にできない
- 何か悪いことが起きる

今でも覚えてる。子どもの頃、学校から帰ったら、リビングかダイニングルームの家具が私道に投げ出されているんだ。僕はギクッとする。本当に、身が縮み上がる。まず最初に考えたことは、誰かに見られる前に、これを家の中に戻そうということだった。そして僕は（ときには母と弟たちと一緒になって）、家具を元に戻す。僕はちょっとホッとする。でも数日、数週間がたって、父さんの振る舞いがひどくなるにつれ、僕はまた考え出す。次は何が起こるんだろう。父さんはまた、僕らのものを知らない人にあげたりするんだろうか。父さんは、僕らの大切なもの、スキーとかライフル銃とか、一度なんかうちの犬まで人にやってしまった。父さんは僕らを嫌いだと言い、僕らのことを能なしと呼んだ。僕はいつもこういった出来事に悩んでいて、年中父さんの調子を心配し、どうやったら助けてやれるのかと考えていた。なぜ父さんはあんなことをするのだろう。僕が何を、僕らが何をしたというのだろう。父さんを変えるために、僕は何をしたらいいんだろう。僕は子どもから大人になった。社会的にも精神的にも孤独なまま、いろいろな思いを抱えて。僕は自分自身を知ることができなかったし、おそらく今だにそうだろう。僕はずっと孤独で、生き方、人生の楽しみ方を知らない。

ビル・T

信念

●自分は他の人の行動に責任がある
●自分には何か問題があるに違いない

私の父はアルコホリックです。父はこの事実を決して認めようとしません。私が家にいた頃、父と母はよく喧嘩をしました。私たち六人の子どもは、二人の間の戦争ゲームで使われる人質みたいなものでした。私は、父がお酒を飲むのは私のせいなのかと、ずっと悩みました。喧嘩が始まると、私はいつも部屋に閉じこもりました。部屋の中では安心するのです。私は今二十二歳で、結婚して二年になりますが、私の悩みはちょっとしたことにでも、いつもごめんなさいと言ってしまうことです。ミルクが冷たくないとき、濡れたタオルがスポーツ・バッグの中に残っていたとき、私は申し訳なく思ってしまうのです。私はただ、すべてのことに責任を負いたいのです。それが私の手に負えることではなくても。

シャーロン・R

信念

●自分のニーズより、他の人のニーズが重要だ
●助けを求めてはいけない

私は二十九歳の女性（実際のところ、少女です）。両親はアルコホリックで、私は一人っ子です。小さい頃、私はいつも独りぼっちで、怯えていました。でも、周りの友だちには私は正常で悩みがないように見えたようです。両親が自分たちの問題にひたりきっているようなとき、いったい誰に悩みを打ち明けられるでしょう。両親の言い争う声で目が醒めるたび、私は、話し合える姉妹がいたらと切実に思いました。もし私に母親代わりの姉妹がいて、物事をきちんとしてくれたら、きっとまだましになるだろうと、いつもそう感じていました。私は一度だって、誰かに世話をしてもらったり、気分良くしてもらったと感じたことはないのです。両親は私が六年生のときに離婚し、私は父に引き取られました。母が去っていったとき、私はホッとしました。だってこれでもう、喧嘩だけはおしまいになるのですから。でもそれ以来、私はまるで親のようで、そして父は子どものようで、事態は逆になってしまいました。

私は自分の生い立ちに誇りをもっています。おかげで私は強く、独立したと思うからです。いま私は大人になり、誰かを罵りたいほど腹立たしい気分になることがあります。でも、罵る相手はいません。父は一九七〇年に亡くなり、それ以来、おそらく母は諦めたのでしょう、死に急ぐように酒量が増えました。私はもうすぐ三十歳で、酒量が増えています。それはわかっていますが、お酒をやめたくもないのです。お酒は楽しい。お酒は私を解放し、気分を良くしてくれます。去年からセラピーを受け始めました。私のセラピストは、私が苦しみを和らげるために酒を飲んでいると言います。私は苦痛に浸ることなんて考えてみたこともないけれど、たぶんそれが正しいのでしょう。恐ろしいことに私は、やってはいけない振る舞いや役割モデルそのものを、身につけてしまっているようなのです。しかし、二十年間のパターン化したライフスタイルを、どうやって取り消せばいいのでしょう。

バーバラ・P

第2章　いくつかの役割

「僕たちは、地元の病院の救急外来で、深夜の常連になっていた。たとえばある晩なんか、母はジンの瓶を足の上に落として腱の一本を切ってしまった。別のときには、酔って皿洗いをしてコップを割り、腕の腱を切ってしまった。また別の夜には、母が父に塩振り容器を投げつけ、それが額に命中して数針縫う怪我をさせた。あるとき、母と僕しか家にいなかったとき、彼女が窓ガラスを突き破って落ちた。母は血まみれで割れたガラスの中に横たわっていて、体の半分は居間、もう半分はパティオにあるという状態だった。父に電話をすると、父は電話口で、これ以上落ちると体が真二つになってしまうから、そうならないうちに窓から母を引き上げろと怒鳴る。僕は割れたガラスの中で四つん這いになった。その格好のまま母が落ちた穴を通り抜け、彼女の周りのガラスを十分に取り除いて、引っ張り入れるとき彼女があまり傷つかないようにした。それから母をきれいにしてあげて、父を待った」。

ジャン

「それから何が起こったの？」と尋ねる人がいるかもしれません。何も起こらないのです。何も。それは火曜日の夜のこと。そうではなくて水曜日、もしかしたら木曜日かもしれない。でも何も特別なことは起こらないのです。

しかし、何事かは起こっています――子どもたちは自分の恐れ、悲しみ、怒り、屈辱感を抑圧することを覚えるのです。また、子どもたちの身体の深いところにこれらの経験と感情が残っていて、通常、彼らがどのように知覚し、自分と他人に対してどのように反応するかに影響を及ぼします。彼らは何年もの間、絶望感と無力感に苛まれた人生を歩むのです。十八歳のジャンには、すでにアルコールとコカインの乱用、過食症、性的逸脱（乱交）、強い自殺傾向がありました。

以下の体験は極端なものではないかもしれませんが、ビルは嗜癖家族で暮らしていたことの結果も体験したのではないでしょうか。

「両親が離婚するまで、僕たちは父がドラッグやアルコールに嗜癖していたことを知りませんでした。母はそのことを隠していたし、父はあまり家に帰ってこなかったからです。父は医者だったので、僕たちは、医者は皆すごく働くものだと思っていました。父が家にいるときは、僕たちは邪魔にならないよう、父に近寄らないようにしていました。僕たちが学んだのは何も聞かないこと、何も期待しないことでした。ただ、父が家にいないことと僕たちには無関心なことを受け入れるしかありませんでした。母はうつと超人的な母親（super-mother）との間を揺れ動いていて、短気でした。僕たちには母がストレスを抱えていることがわかっていましたが、それについて話し合うことはありませんでした。僕は愛されていないと本当に思っていました。でも、それから恋愛関係の問題を抱えるようになってしまったんです。いつも親密な関係を必要としていたと思います。でも、どうすれば親密になれるのかわかりませんでした。あらゆることが心配の種になり、そのために関係は破綻、学業にも支障を来たしました。僕はうつ状態になり、今もうつに苦しんでいます。基本的なこと、つまり自分には価値があるという感覚、自分のニーズは大事なものだということ、それから、そういうことについて話してもいいのだということを学ばなかったんだと思います」。

確かに、嗜癖とともに育った子どもたちが物質嗜癖に陥る危険性は高いのですが、摂食障害、セックス嗜癖、金銭に関連した嗜癖、仕事嗜癖など、自分が一緒に育ってきた嗜癖とは別の物質や過程に自分の嗜癖を転向させることも普通に見られます。彼らは多くの場合、嗜癖障害をもつ人と結婚します。さらに、アダルト・チルドレンに共通の感情的主題は、感情を認めたり表現したりするのが苦手なことです――彼らはしばしば行動面で融通が利かず、人、場、物事に対してきわめて支配的です。過度に他人に依存していることを自覚している人もいます。ビルの置かれている状況と同様に、彼らには有力感（sense of power）がなく、他の生き方の選択肢がないと感じることがあります。恐怖感と罪悪感が彼らの人生を覆っていることが多いのです。その多くは抑うつ気分に悩み、他の人に親しみを感じたり、親密になったりする能力が欠如しています。

多くの子どもたちの場合、これらの結果が複雑に絡み合っているので、嗜癖家族システムの基本を理解することから治療を始めてもよいでしょう。

問題を抱えた家族システムへの対応

スムーズに機能している家族であることを表わす最も明瞭な指標の一つは、一貫性です。これに対して、化学物質依存家族での生活を最もよく示す言葉は、非一貫性と予測不可能性です。嗜癖に侵された環境で生活しているときに配偶者または子どもが行なうことというのは、その時点で彼らにとって意味がある、だからそうしているのだと私は確信しています。嗜癖をめぐる問題によって、家庭における非一貫性と予測不可能性がますます増大すると、アルコホリックでない家族メンバーたちは通常、家族システムを再び安定させるために行動するようになります。この家族システムのメンバーたちは、生活をもっと楽にし、苦痛を和らげるようなやり方で行動したり、反応したりします。

ほとんどの場合、健全に機能している家族では、感情が明瞭に表現され、各人が感情を分かち合う機会を与えられています。感情は、理解し、支援をしてくれる、思いやりのある人たちによって受け止められます。家族メンバーは自由に他のメンバーの関心を求めることができ、お返しに他のメンバーに関心をもつのです。

嗜癖を抱えている家庭では、感情は抑圧され、歪んでいます。感情はたいていの場合、分かち合われることがなく、表現されることがあっても、それは互いに責任を押し付け合う、非難がましいやり方になってしまいます。

「皆、他の人の気持ちばかり考えて、自分の気持ちには無頓着でした。母は私の身に起こることを悲しんだり、心配したりしていました。むしろ母は、父が私に変わって欲しいと思っていたから、悲しんだり、心配していたのだと思います。誰も自分の問題の責任を取ろうとしませんでした――いつも人のせいにしていました」。

建設的な協調が健康な家族の要素であるのに対して、嗜癖家族システムの大人のメンバーたちには協調が欠如していることが多いのです。協調が示されることがあっても、それは破壊的なもので、たいていは一方の親と子ども（あるいは子どもたち）がもう一方の親に対抗するために手を組むという形のものです。

家族にはルールがあり、そのルールは公平かつ柔軟なものでなければなりません。また、これらのルールは言語化される必要があります。「ぶってはいけない」とか「誰でも自分の話を聞いてもらえる」といったルールによって、システムの健康的機能は向上します。嗜癖家族構造の場合、ルールは通常、恥、罪悪感、恐怖によって支えられています。「ぶってはいけない」という言語化されたルールではなく、「そのあざがどうしてできたのか他の人にしゃべってはいけない」という言葉にされない暗黙のルールがあります。

多くの場合、家族内にはっきりと定義された役割があります。典型的なのは、家族内の大人が、稼ぎ手と管理者――家庭内で意思決定をする者――とに分かれたり、役割を分担していたりする場合です。オープンなコミュニケーションが行なわれ、常にライフスタイルが一貫している家庭で育った子どもたちは、通常、状況に応じてさまざまな役割をとる能力を身につけています。これらの子どもたちは責任のもち方、物事を計画的に行なうこと、現実的な目標を設定すること、遊ぶこと、笑うこと、自ら楽しむことを学びます。また、柔軟性と自発性のセンスを身につけます。そして、通常は他の人の感情に敏感になるように教えられ、進んで他の人の手助けをします。これらの子どもたちは自律性のセンスと集団への所属の仕方を学びます。しかし、嗜癖家族で育った子どもたちの場合、健康的なパーソナリティーを形成するさまざまな役割を身につけることは滅多にありません。その代わりに、自分が「生き延びる」ため、暮らしを安定させるためには何が必要かという認識から生じた役割に固定されてしまいます。

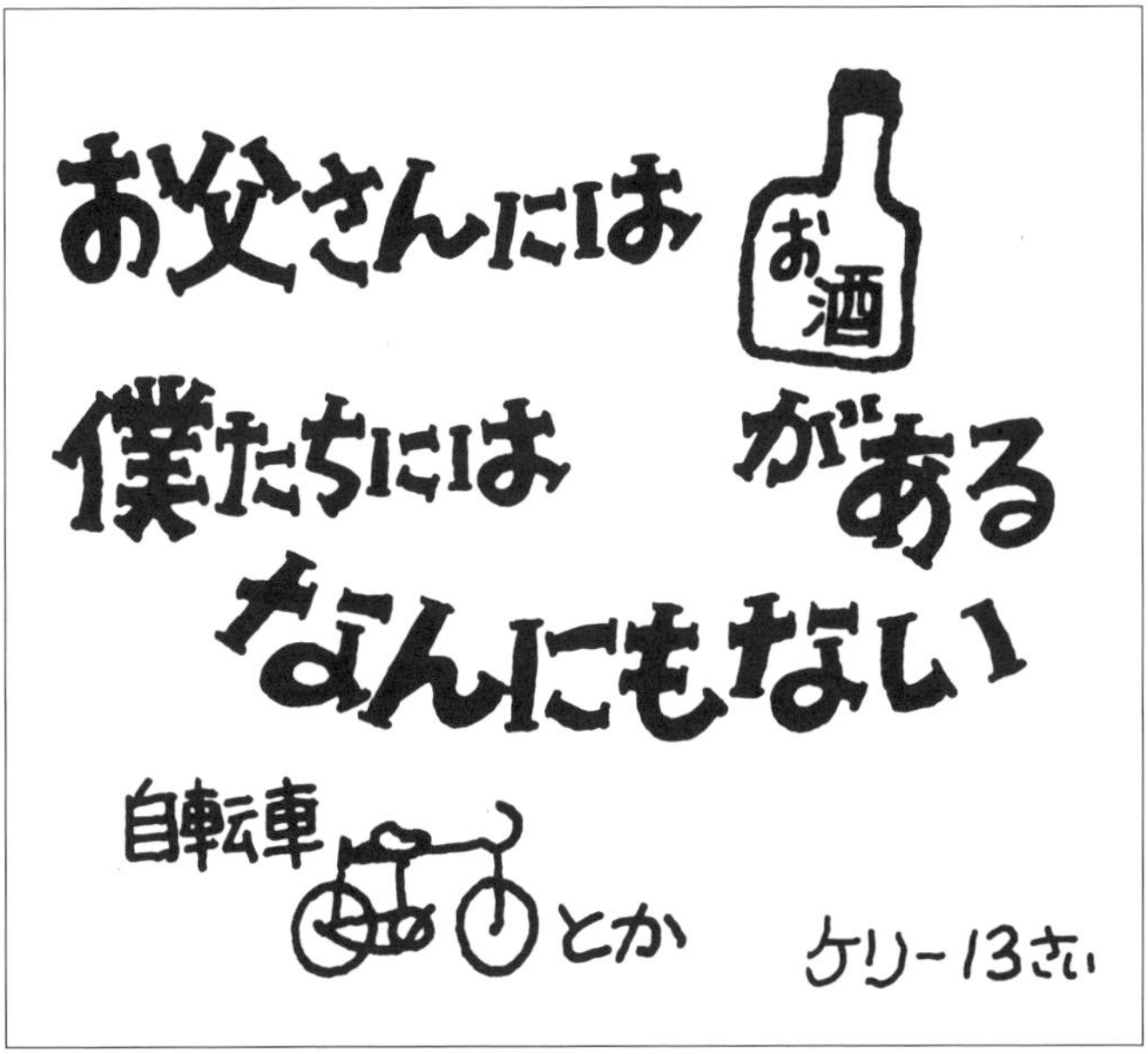

順調に見えること

スクールカウンセラーや少年司法制度、家族支援局の職員はしばしば、嗜癖家庭の子どもと接触する機会が多いと報告します。しかし、それは「行動化する子ども」として知られている若者たちを指していることが多く、大多数の化学物質依存家庭の子どもたちについて述べているのではありません。断じて言いますが、化学物質依存家族の子どもたちの多くは、スクールカウンセラーの元に来ることも、少年司法制度や家族支援局で取り扱われることもないのです。この子どもたちが家出をしたり、少年司法制度の厄介になったり、成績不良だったりするとは限りません。また、適応の問題を抱えていたり、怒りを露わにしていたりするとも限りません。この子たちの大多数は、「ふつう（ノーマル）」で「典型的な」アメリカン・ファミリーの出身に見える傾向が強いのです。問題行動を示すことはなく、自分の原家族内の嗜癖について話すことは滅多にありません。問題のある子どもは相当数いるのですが、嗜癖とともに育った子どもたちの大部分は、特別な関心を必要としているのだと端から認められるほど注目を向けられることはありません。その結果、彼らは忘れられた存在になっています。彼らが忙しくて、問題がないように見えるなら、人の関心を引くことはないでしょう。

非常に混乱したシステムに閉じ込められていると感じているので、家族メンバーたちは、自分の安全のために必要なことなら何でもします。家族システムを守るために必要なことは何でもするのです。このことは普通、彼らは不自然な行動パターンの陰に自分の感情を隠しているということを意味します。

子どもたちの大部分は、以下に述べる三つの役割のいずれか、あるいはいくつかを組み合わせたものを担う傾向があります。その三つの役割とは、「責任を負う子ども」「順応者」「なだめ役」です。これらの役割により、子どもたちは肯定的な（正の）関心を引くか、全く関心を引かないでいることができます。少数ですが、第四の役割、すなわち「行動化する子ども」の役を引き受けることにより、否定的な（負の）関心を引く手立てを探る子どもがいます。また、これら四つのうち、一つまたはそれ以上の役割にぴったりと収まっている子どもたちもいます。しかし、たいていの場合は、第一の役割があり、その次に第二の役割があります。役割を切り替える子もいます。重要なのは、まず、それぞれの役割の強みを、次に弱みを見極めることです。

一人っ子、あるいは長子が最もなりやすいのは、「重い責任を負う」子どもです。この子どもは自分自身が多大な責任を負うばかりでなく、他の家族メンバーの責任も負います。九歳の子どもが三十五歳のように、十二歳の子どもが四十歳のように行動します。家族内で嗜癖が始まったときから、この子どもは大人なのです。母親を寝かしつける七歳の子、毎晩夕食の支度をする九歳の子、酔っていて運転できない父親を乗せて車を運転する十二歳の子がいます。また、その子の大人びた行動は、単に親の未熟さを補っているという場合もあります。この役割を負った子どもたちが不品行になることはほとんどありません。むしろ、他の同胞、ときには両親に対してさえ、家事や養育の責任の多くを負っています。

次の順応者の役割は、普通、長子でも一人っ子でもない、自分や他人の責任を負う必要のない子どもに見られるものです。責任を負う必要性がそれほど高くないのは、その状況において必要な態勢を整えている年長の兄姉がいることが多いからです。この中子、または年少の子どもが見つけ出す最適の役割が「順応者」です。この子どもにとって、ただ指示に従い、しなければならないことをし、その日その日の状況に適応するのは、比較的容易なことです。この対処パターンのために、この子どもは外見上柔軟性と自発性に富んでいて、ときには家族のなかで一番わがままに見えることがあります。

このますます混沌を深めている家庭に共通して見られる、第三の役割パターンは、「なだめ役」です。これは家族の慰め役、あるいはまた家庭内ソーシャル・ワーカーとして知られています。この子は、家族が受けるどんな苦しみも自分の責任であるかのように、いつも他の家族の気持ちを楽にしようと努めます。この子どもは他の人の感情に非常に敏感で、家族の苦痛を和らげるためにできることなら何でもします。なだめ役の子は聞き上手で、母親の悲しみ、兄弟の恐れ、姉妹の困惑、そして父親の怒りを和らげます。

これらの役割のもつ特徴にはすべてそれなりの価値があり、特徴そのものが有害とは考えられません。実際、「責任能力がある」「思いやりがある」「危機に適応することができる」などの言葉で子どもたちにレッテルを貼ることは、彼らを大人扱いすることになり、素晴らしい「サバイバー」だと彼らを激励することになります。「順調に見える」(looking good)人たちの生き残りの手段は、しばしば極端なまでに不健康なものになってしまうことがあります。この対処行動の異常な発達は、多くの場合、情緒的・心理的障害を来たします。こうした障害を理解することにより、サバイバーたちがどのようにして、ファミリー・スクリプト（家族脚本）を実際に生きるようになるのかがわかります。彼らを嗜癖行動に駆り立てたり、嗜癖者や将来嗜癖者となる人と結婚させたり、成人してから数え切れないほどの問題を抱えさせたりしているのは、このファミリー・スクリプトなのです。

ほとんどの子どもたちは、自分や家族が否定的な注目を浴びないように生活上の混乱に対処していますが、少数ながら、何か大きな問題があるのだと大声を上げて知らせる者もいます。比喩的に、また文字通り、彼らは自分の青年期、たいていは青年期と成人期を通して、固く握り締めたこぶしを振り上げ、指を突き出して「自分の人生はどこかがおかしい。（自分を見れば）それがわかるだろう」と言い続けます。実際に自分の生活に安定をもたらすように、あるいは少なくともこれ以上の混乱を招かないように行動する代わりに、「行動化する子ども」たち――一般的に見られる第四の役割――は、非行的な問題行動を呈することが多いのです。彼らの行動は、家族の実態を的確に象徴しています。

読み進めるにあたっては、これらの役割のレッテルにこだわらないでください。あなたにとってもっと意味のある形容詞がほかにもいろいろとあるかもしれません。一般的な用語としては、ヒーロー、スケープゴート、おどけ者（コミック）、壁の花、得点記録係（スコアキーパー）、仲裁役などがあります。最も重要なのは、あなたが嗜癖家族への対応の一環として、何らかの特定の役割（私またはあなた自身が名付けたもの）に同一化しているかどうかを確認し、その強みと弱みを認識することです。

「自分の家の中がきちんと片付いていなければ気が済まないのです。そうでないと、とても不安になります。この几帳面さは、私が青年期に感じていた混沌から来ていると思います。両親の家はいつも物理的には整然としていましたが、人間関係は〝混沌〟そのものでした」。

責任を負う子ども

子どもたちには一貫性と構造が必要です。化学物質依存者が嗜癖にのめり込み、共依存者がますます嗜癖者にかかりきりになると、子どもたちは世帯の一貫性と構造が減少していくのを感じます。この一貫性と構造の減少により、生活はますます予測不可能なものになっていきます。あるときには、父親が酒を飲んでいても、混乱も緊張も起きません。しかし、別のときには飲んだ父親が大声を出したり、気難しくなったり、子どもたちに過度の要求をしたりします。母親は父親の破壊的行動に対して、あるときは無抵抗だったり、無視したりという反応をし、別のときには父親が寝てしまうまで子どもたちを近所の家に行かせたり、外に遊びに行くように言ったりします。父親が飲んだら、両親は何を要求してくるのか、子どもたちはわからなくなってしまいます。

両親が構造と一貫性を提供してくれないと、子どもたちは自分でそれを調達する方法を見つけます。長子や一人っ子は、たいてい家族のなかでは「責任を負う子ども」になります。この子どもは家庭内の環境構造に責任を負い、家族の他の者に一貫性を提供します。酒を飲んだ父親が罵声を浴びせ始めたら、この子どもは他の子どもたちのコートとパジャマを集め、近所の家に連れて行きます。両親が飲みに行って留守の間、責任を負う子どもは他の子どもたちに寝室へ行くよう指図し、宿題をさせ、パジャマに着替えて就寝するよう指示します。ある九歳の少女は、毎日の家事でしなければならないことをマークしたフローチャートを、寝室の壁に貼っています。家には構造が必要だと感じるゆえに、彼女は多大な責任を負っています。日に八時間以上も働いている母親が、いつも悲しげで疲れているのをよくわかっている、というのが彼女の置かれた状況なのです。母親は決して愚痴をこぼしませんが、この幼い少女は、絨毯《じゅうたん》に掃除機をかけたり、汚れものをクリーニングに出す準備をしたり、買い出しをしたり、皿を洗ったりアイロンをかけたりすることが、母親の助けになることを知っています。彼女はまた、弟や妹の行ってもよい場所を指示します。弟妹がそれを聞き入れれば、彼らはそこで、また、弟妹が行ってもいい場所――彼らが安心していられる場所――を指示したほうが、万事はうまくいくとわかっています。そうすれば弟妹は両親の邪魔になりません。結局は、家族皆がずっと幸せそうに見えるのです。

責任を負う子どもたちは、この役割を引き受けるように指示されることもあるし、自発的にこの役割を担うこともあります。ある三十歳の女性は言いました。「私の母が、六年間過ごした里親の家から私を連れ出しました。それから私は二人の弟たちの面倒を見るために、家にいることになりました」。別の女性はこう語りました。「私がうまく家事をこなして妹の世話をするので、父は、母が飲んでいる間家を空けることができるようになりました。父はどうしていいかわからなかったので、ただ夜更けまで働いて、そしてたくさん出張をしました」。自分たちの大人びた子どもを非常に誇りに思うのは、化学物質依存者と共依存者という両親の特徴です。責任を負う子どもは、嗜癖者である親に酒に溺れる時間を与え、共依存者である親には自分の配偶者のことに夢中になる時間を与えて、両親に楽をさせているのです。

責任を負う子どもが、明らかな指示を受けてその役割をとるようになったとしても、また、知らず知らずのうちにその役割にはまり込んでいたとしても、この役割は、彼らに慰めをもたらすのです。責任ある役割を演じることは、この長子あるいは一人っ子の生活と、他の家族メンバーの生活に安定をもたらします。こうしたタイプの子どもが秩序のなかにいる自分を感じるのは、そうしたときなのです。彼らは徹底してこの役割を実践しているので、計画し、操作することに精通するようになります。自分が求めている構造を提供するために、しばしば弟妹を操作します。この組織力、他人に影響を与える能力、目標を達成する能力が、この子どもたちにリーダーの資質――クラスのリーダーやチームのキャプテン等々に選ばれるための資質――を与えます。

責任を負う子どもたちは、具体的な目標を設定することに精通するようになります。すなわち、「今夜は食料品リストを作って、明日は学校の帰りに買い物をしなければ」とか「弟たちは今夜風呂に入れて、明晩は妹たちだ」といった具合です。これらの目標は、現実的で達成しやすいものです。「今日は何をするんだっけ」「明日は何をするんだったっけ」。嗜癖家庭においては、短期的な目標を設定することが現実的なのです。これらの子どもたちが、この数週間あるいは数カ月の間にどんなことをやりたいか考え始めたとしたら、彼らの計画通りに運ぶほど、家庭の状況は充分安定してはいないことを知るでしょう。多くの長期計画は、嗜癖者の親が酒を飲むかどうかに影響を受けてしまいます。「僕は決して自分のバースディ・パーティーの計画を立てなかった。パーティーをしたいと思ったら、一番いい方法は、その日の昼休みに母さんに電話して頼むことだった。それはいつも父さんの機嫌次第で、母さんには、たかだか数時間先のことしか予想できなかったんだ」。こういうわけだから、目標を設定し、それらの達成を充分現実的なものにすることで、その子は自分に満足を感じるのです。その子は目標にたどり着き、達成感を味わうでしょう。

したがって、責任を負い、組織化し、目標を設定して達成することで、家庭でも学校でも奨励され、報いられることになります。明らかに、これはスクールカウンセラーの元に送られてくる子どもの行動ではなく、また両親から罰せられる類の行動でもありません。

責任を負う子どもたちは、頼れるのはまったく自分だけという考えを身につけています。彼らにとっては、このように考えるのが最も賢明なのです。彼らは、安定を実現する最良の方法は、自分が安定を与えることなのだとわかっています――「何かしてほしいことがあるなら、自分でやることだ」。彼らは父親にも母親にも絶対に頼ることができません。両親は、ときとして子どもたちに情緒的、心理的な反応を示すことがあるのですが、両親の予測不可能かつ一貫性の欠如した振る舞いは破壊的な要因です。

この種の子どもたちはまた、他の大人たちは助けが必要なときに役に立ってくれないと信じるようになっています。一般的に彼らは、おおかたの大人は、彼らの実生活に洞察や指示を与えてくれるような能力も機敏さも持ち合わせていないと信じ込んでおり、それは、他人は自分たちのことを気にかけてはくれないし、あまり敏感ではないと解釈しているのです。こうしたメッセージは、大部分の子どもたちに内在化されていますが、おそらく意識的に認識されることはないでしょう。

ほとんどの大人たちは、責任を負う子どもたちのことを、すっかり成熟していて頼りになり、とても真面目だとみなしています。これらの子どもたちはよく、その仲間たちからは面白くない奴と評されています。これらの若者たちは、組織化された社会的活動で活躍する場合もあるし、意義のある社会生活を送らずに終わることもあります。彼らは、安心感とコントロール感を得られる、組織だった状況にいることを必要としています。目的志向になることで、彼らは家族の苦悩を紛らわせることができるのです。これは彼らに心理的な安らぎを与え、彼らは正のフィードバックを得ます。何よりも、目的に邁進することで、彼らは楽になるのです。

順応者

どんなとこにでも私を置いてみて。私はそこに順応できるから。でもどうか、責任をもてだの、状況を変えてみろだのと言わないで。

家族の他の者、普通は年長の兄姉、父親、母親が、家に構造を提供している場合、年少の子どもたちは自分で責任を負う必要を感じないでしょう。「順応者」と呼ばれる子どもは、ますます混沌を深める家族状況のなかで、何が起きてもそれに順応するだけのほうがずっと楽な生き方だと考えています。この子どもは、どんな状況をも阻止したり緩和しようとしたりはしません。このタイプの子どもはその状況について考えたりせず、それがもたらすどんな感情をも味わうことがありません。何が起ころうと、起こったことにただ対処するのみです。順応者の根本的な考えは、「どっちにしろ僕には何もできない」ということであり、そうした子どもの態度はかなり現実的であるように見えます。専門家は、この順応者のことを、最も家族から離れたところにいる子どもだと述べるでしょう。家族のなかの他の子どもたちは、この種の子どもを自分勝手だとみなし、両親にとって、この種の子どもはあまり注意の対象になりません。

責任を負う子ども、なだめ役、そしてもちろん行動化する子どもは目立ちますが、順応する子どもが目立つことはほとんどありません。この種の子どもは、何も告げずに自分の部屋にこもったり、家にはいないで友だちとばかり過ごしたりするようなタイプで、家庭内の葛藤や感情をまるで忘れたかのように見えます。

ある晩、この子どもが友だちの家に行こうとしてドアを開けたとき、「いったいどこに行くつもりだ。どこにでも行っていいと誰が言った。おまえはどこにも行けん。今夜はここにいるんだ」と父親が叫んだとしましょう。そのとき、順応者はただ家の中に戻り、上着をクローゼットに戻し、静かに友だちの家に電話して、行けなくなったことを詫びるでしょう。彼は、友だちの家に夜行ってもいいと、父親が昼間言ったことを覚えていましたが、父親が酒を飲んでいる今、何を言っても無駄だということもまたわかっています。この子どもは、彼の野球チームの試合を、シーズン中一度も見に来てくれない父親について、「それはたいしたことじゃないし、僕は何とも思っていないのだから、お母さんも気を悪くしないでよ」と、母親に言うでしょう。「それにもし、親父が顔を見せたとすれば、親父は酔っぱらっているに違いないよ」。状況をただ受け入れるというのは、比較的容易なことです。

子どもたちから何度も聞く話ですが、父親の飲酒に愛想が尽き、腹を立てた母親が子どもたちとその持ち物を車に積んで親戚の家へ駆け込むことがあるそうです。翌日、母親は子どもたちと荷物を再び車に乗せて家に戻ります。両親の間で何かが丸く収まったのでしょう。こんなふうにして翌日には家に戻るということが再三繰り返されます。子どもたちの服はタンスに戻され、全員が夕食のテーブルにつきます。皆、前夜のことなどなかったかのように振る舞います。多くの子どもがこのように話しています。「それを疑問に思っても仕方がない。そうするのが一番簡単だし、口を出さないほうがいいんだ」。順応する子どもたちは、言うことを聞いて、ただ自分に注意が向けられないようにしたほうが賢明だと思っています。この子たちにとっては、このように振る舞うほうが苦痛が少なく、他の家族たちを楽にすることもできるのです。順応者の役割は否認に満ちていますが、他人に注意を向けるということがありません。この他人に対する無頓着さのため、順応者は自分勝手に見えるのです。

考えたり感じたりすることなく行動するのが、真の順応者の特徴です。かつてある若い女性が、父親と一緒に家から三十マイル離れた町へ野球を見に行ったときのことを話してくれたことがあります。父親は彼女を野球場に降ろすと、自分は居酒屋に行ってしまったそうです。ゲームが終わって彼女を車に乗せたとき、父親はすでに酔っ払っていました。彼女はそれに何の関心もなかったし、実際こんなことは珍しくもない、と彼女は言いました。ところが、その夜は家に向かう途中で、父親は家から十五マイル離れた居酒屋に車を止めました。父親は彼女に車のキーを渡して、こう言いました。「ここから車で家に帰ってくれ。そしてお母さんに、俺はＤＢ酒場にいると言ってくれ。しばらくしたら帰るから」。少女は車に乗り、家に帰りました。彼女は運転の仕方を知らなかったけれど、父親にも父親の指示にも疑問は抱きませんでした。彼女は言いました。「父はエンジンをかけたままにしておいてくれたし、車はオートマチックだったの。私はただ車に乗って、家に向かったの。溝につっかかったり出たりして、ほとんど路肩ばかり走って、でもとにかく家に着いた。家にたどり着くまではずっと泣いていたけど、家に着いたら気持ちが落ち着いたわ。家の中に入って流しの脇にキーを置いて、そして母の寝室に行って、父がＤＢ酒場にいて、しばらくしたら帰ると言ったの。それから自分の部屋へ行きベッドにもぐったわ」。彼女の父親も母親も、彼女が運転できないことを知っていたと彼女は言います。父親はそれを無視したし、母親はどうやって家に帰ったのか聞きもしませんでした。「家に戻ってからは、何が起こったかなんてもう考えなかった」と彼女は言いました。

「どんな状況に私を置いてもいいよ。私はうまくやるから。私は何も感じたりしないし、動揺したり疑問に思ったりしないの。ただそれに順応するだけ」。順応者は、「父さん、私は車で家には帰れないわ。運転の仕方知らないのよ」と言おうとは思わないのです。彼女は父親を怒らせたくありません。父親が戻るまで待っていようとも思いません。結局、彼女は指示を与えられたのだから、家族のなかで平和を保つのに最もいい方法は、これらの指示に疑問を抱かずに順応することだという考えを、身につけていたのです。彼女は母親に電話して、この場を切り抜ける助言をもらおうとも思いません。彼女は、母親にどんな問題も持ち掛けたくありません。その状況を一人で何とかするのが、最も安全なのです。

学校でも、順応タイプの子どもは、家の中でと同じく目立たないようにしています。勉強の面ではごく平均的で、才気を示すこともなければ、無知をさらけ出すこともないので、学校生活を通じて、良かれ悪しかれ人の注目を集めることがありません。教師たちに強い衝撃や印象を与えることも、もちろんありません。

学校という社会のなかで、順応者は他の子どもたちと協調しますが、リーダの役割をとることはしません。むしろ、順応者は皆から一定の距離をとり、社交の輪の外側に身を置いています。

なだめ役

家族に問題が持ち上がるときはいつも、騒ぎを静めてくれと両親が僕を呼ぶんだ。僕は、いろんなことを決定するように言われて、それを一人でやるんだ。大きくなってもたくさんの友だちが、僕んとこに助言を求めた。みんな、僕がいろんなことを知っていて、自分の悩みなんかないように感じるんだって。

どの家庭にも少なくとも一人は、とても感受性の強い子がいます。その子はより激しく笑い、泣き、そして日常の出来事によって情緒を揺す振られています。両親がそういった子どもたちについて語るときは、「他の子より感受性の強い子」と言います。このことは通常、こともなげに話され、まったく普通のこととして受け止められています。しかし、嗜癖家族のなかでは、「なだめ役」の子どもは必ずしも一人だけの感受性の強い子どもであるのではなく、「とりわけ感受性が強い」子どもとみなされているのです。この子どもの感情は、他の子どもたちよりずっと傷つきやすいのです。それなのに、彼は他の者を良い気分にするのが好きです。一貫性のない緊張に満ちた家庭のなかでうまくやっていく一番の方法は、自分の緊張と苦痛を和らげると同時に、他の家族メンバーの緊張と苦痛をも和らげるように振る舞うことだというのが、なだめ役の子のたどり着く結論です。そしてこの子どもは、小さいときから青春期にかけて、兄弟、姉妹、そしてもちろん母と父の哀しみや恐れ、怒りやその他数々の問題を静めてあげようと、必死になって過ごすことになるのです。

　母親と父親が喧嘩をして、他の子どもたちが何が起こるのか心配しているとき、なだめ役の子は、その恐れを和らげるために何ごとかを試みます。スーパーマーケットで母親の酔っ払った振る舞いに、姉妹が恥ずかしい思いをすれば、この最も感受性の強い子どもは、その状況を姉妹にとって、まだましなものにしようと励みます。父親がまた約束を破ったので兄弟が怒れば、この子どもは兄弟の怒りを紛らわすことができるように振る舞います。このパターンは、驚くほど幼いときから発達します。五歳のマイケルは、泣きじゃくる母親にこう言いました。「心配しないでママ。僕が大きくなったらこのこと何も覚えてないよ、きっと」。なだめ役の子どもは、家庭のなかではいつも、他の者を楽にするように努めています。

　この感受性の強い子どもが成人すれば、他人は彼を「いい人」と感じます。結局この人は、他者を喜ばせ、気分を良くさせようと努めることに時間を割き、それはたいていの場合うまくいきます。なだめ役の者は、人の話を聞き同情を示すことに才長けるようになり、そういった特質のために人から好かれます。一人前のなだめ役の子なら、その子は決して人に逆らうことはないでしょう。謝罪が必要だと感じたら、特にそれが他者を守るためなら、彼は真っ先に謝ってしまいます。十一歳のトムは、一日平均十～十五回も母親に謝っていました。「お母さんがミルク瓶を割ってしまって、ごめん」「お母さんが良い気分じゃなくてごめん」「朝食に三十秒遅れてごめん」「ただ……ごめんなさい」。トムの母親は嗜癖者でした。トムは私にこう言いました。「僕はただ、なんで母さんがいつも酒を飲むのかわからなかったんだ。それで、僕が何かしたから、母さんをそんなに不幸にしたと思ったんだ。だから、謝って良くしようとしたんだよ」。

両親はしばしば、なだめ役の子が感情の分かち合い方を知っていて、わがままではないので、その子を自慢の種にします。なだめ役の子どもが落胆しても心配しません。なぜなら、計画がだめになったときもその子は感情を表に現わさないし、困っていても、それを誰にも言わないからです。父親は、約束した野球の試合を見に子どもたちを連れて行きません。なだめ役の子どもは、自分の落胆を押し殺して、一日の残りを弟をなだめるために費やします。母親が理不尽な「だめ」を言ったとき、この感受性の強い子どもは、涙がこみ上げるかもしれませんが、自分の部屋で一人になって泣けるまでは涙をこらえます。彼は口答えをしたり、もう一方の親（父親）に泣きついたりはしません。あらゆる点で、彼はとても暖かく思いやりがあり、問題を起こさない、感受性の強い子どもです。

「五歳のときには、もう他人の世話の仕方を知っていました。私が五歳で扁桃摘出手術のために入院したときのことを両親は何度も話して聞かせました。手術準備室で手術を待っていると、手術を待っているもう一人の五歳の女の子が泣き出したのです。私は彼女の所へ行き、うまく彼女を落ち着かせ、恐れを鎮めてあげたのです。今思えば、私は訓練されていたことをしただけでした。それは、家の中で私が母にしていたことだったのですから。私は、他の皆を幸せにするために、自分の感情すべてにフタをしなければならなかったのです」。

このような感受性の強さは、家の外でも同じように示されます。実際、この性質により、なだめ役の子どもたちは、他の人にとても好かれているのです。なだめ役を演じることが、彼らにとっては安全なのです。思い切って自己開示をすれば、自分の現実に対処しその現実から来る痛みを味わわなければなりません。だから、これらの子どもたちは自分自身から目を逸らし、他の人に注意を向ける術に長けています。この役割が、責任を負う子どものものと兼ね合わされたとき（つまり、現実の環境に対して責任を負う子の役割と、他者の感情的欲求に対して責任を負う子の役割とが結合したとき）、そこに生じる人格について想像してみてください。なだめ役の子どもが、なぜ学校でも家庭でも好かれるのかを理解するのはたやすいでしょう。しかし、彼らがなぜ、自分自身に関心を向けられないかを理解するのは、もっと簡単なことなのです。

行動化する子ども

「両親が使っていたから、アルコールなんてカッコ悪いと思っていた。だから友だちとドラッグをやり始めた。ドラッグは感情も感覚も全部消し去ってくれた。どう感じるかを自分で決めることができるんだ。それほどはしゃいだり興奮したりするというわけじゃなくて、リラックスできた。ヘロイン常習者さえ恐れるＰＣＰ（フェンサイクリジン）にも手を出した。ＰＣＰを使うと自分がパワフルになったような気がした。人からは頭がおかしいと思われていたけど、そんなことどうでもよかった。強くなったと感じていた。友だちは僕のことを「ローディ」（アル中、麻薬常用者）と呼んだ。僕は襟につける星のようにこの名前を身につけたかった。友だちのことを尊敬していたから――みんな面白くて、カッコよかった。あいつらみたいになりたかったし、あいつらに好かれたかった。だから家出したんだ。家を出て、走りながら、一度も後ろを振り返らなかった」。

行動化する子どもは、嗜癖家族の子どもたちのステレオタイプだと考えられています。彼らは自分の生活にも他の家族メンバーの生活にも混乱を引き起こします。多くの場合、そうすることで、本当の問題から目を逸らさせているのです。

家族のなかに非行少年少女がいれば、親の飲酒や薬物使用のことで悩むより、その子とその子が引き起こす問題に注意を集中させるほうが、両親にとっては楽なのです。このような子どもは、成績不振、中退、十代での妊娠、十三歳未満での飲酒、その他の薬物の乱用など、社会的に受け入れ難い行動を示します。彼らは刑事司法制度で取り扱われたり、精神病院、その他の施設に収容されたりします。

行動化する子どもたちは、注目を集めやすく、一人またはそれ以上の専門家から援助を受けることが多いのですが、たいていの場合、家族内の嗜癖は無視されます。受け入れ難い行動は学習されたものであり、親はこの学習プロセスにおける主要な役割モデルを果たしています。親は作為または不作為のいずれかを通して、子どもの性格形成のモデルとなります。親の未熟さは、極端な身勝手さ、一貫性の欠如、残酷ないじめ、不適切なしつけといった形で現われることが多く、これはしばしば、嗜癖家族の生活の特徴となっています。問題を抱えた子どもの大多数は、両親が自分に対して抱いていると思われる感情――できそこない――を反映して、きわめて貧弱なセルフ・イメージをもっています。行動化する子どもたちは、自分の感情を健康的な方法で大人に伝えることは不可能に近いと考えています。同じ問題を抱えた他の子どもたちが、問題領域を抑圧して、生活の他の領域に関心を集中させる方法を習得しているのに対し、行動化する子どもたちは、「私に注目して」とか「うまくやっていけない」と言うために、受け入れ難い行動をとるのです。この子どもたちは家族を代表して「助けて！　私たちを見て！」と声を上げようとしています。多くの場合、彼らは家族内で生じていることに対する否認が他の人よりも弱いのです。また、彼らは非常に創造的だったり、リーダーシップを示したりすることさえあります。ただ、進む方向を誤っているのです。

他の子どもたちが肯定的な注目を得るか、注目されないようにする場合でも、行動化する子どもは、親が泣いたり、文句を言ったり、けなしたり、子どもを殴りさえするような類の注目を引き出すことによって、自分の状況をますます苛酷なものにしています。このことは、結局、その子の自尊心の発達を損なうことになります。

仲間の意見や仲間に受け入れられることは、多くのティーンエイジャーにとってきわめて重要なことです。しかしながら、家庭のことに没頭していたり、感情的に距離を置いたりするような役割を負っている子どもたちは、仲間に受け入れられることにそれほど関心がありません。しかし、感受性の強い行動化する子どもは、距離を置いたり、他のことに関心を向けたりする能力も、強い親子の絆も欠いているので、たいていは同じように低い自尊心しかもっていない仲間に引きつけられてしまいます。

不幸にも、多数に及ぶこれらの行動化タイプの子どもたちに、援助の手は伸べられないままであり、また、何らかの援助をする者がいたとしても、援助の対象は問題行動なのであって、それを生む嗜癖家族システムに対する援助ではありません。

長年の間、これらの役割と他の家族における役割がどう違うのかが頻繁に問われてきました。前述したように、親の期待や出産順位が影響した結果、家庭にはしばしば明確な役割が存在します。その違いは、嗜癖家族システム内ではその役割が恐れと恥を基盤として、作り出され、強化されるということです。その結果、子どもたちは、生き残るためには何が必要かという自分の認識に基づいて出来上がった役割に固定されてしまいます。したがって、彼らは役割の強みに固執するあまり極端に走ってしまい、かつて肯定的だった行動がきわめて否定的な行動になってしまうのです。こうなったのは、役割を選択することによって得られるバランスと技術が身につかなかったからなのです。

あなたが、根底に恥が存在する家族の出身であるか否かにかかわらず、自分の負った役割について考えてみることの意義は、それらの役割の強みと弱み、また、それらの役割がどれほど家族システムに不可欠なものであるかを認識することです。

重要なのは、〝すべての子どもたちが影響を受けている〟ということです。

第3章　家族のルール――しゃべるな、信じるな、感じるな

世界中で一番良い子（彼は絶対しゃべらない）

ピーター・M・ナルディ

マイケルは出来の良い生徒だった。行儀も良く、優秀で先生のお気に入りだった。困ったことをしでかすこともなく、いつも良い子のグループと一緒だった。世界で一番良い子。「どうしてみんなマイケルのようにおとなしくしていられないの」とシスター・ガートルードはいつも美しい声で言っていた。従順にしてろ、おとなしくしてろ、良い子でいろ、目立たないようにしてろ、抑えて抑えて。本音をしゃべっちゃだめなんだ。

さてマイケルは学校の角の所でお母さんが車で迎えに来てくれるのを待っていた。この瞬間が一番いやなんだ。母さんどんなかっこでやって来るか。どんなふうにしゃべるか心配なんだ。マイケルには母さんが飲んでるかどうかすぐにわかった。鼻にかかった声、青白い化粧気のない顔。マイケルには何がどうなっているのかさっぱりわか

らなかった。ただわかっているのは、父さんが帰って来ると喧嘩になること。口論、わめき、金切り声、ドタバタ。閉めたドアを通して、エアコンの音に混じって、それらが聞こえてきた。近所の人にも聞こえはしないかと気が気じゃない。抑えて抑えて。誰にもしゃべっちゃだめなんだ。

マイケルはまだ角の所でお母さんを待っていた。母さんは十五分も遅れていた。学校があって家から離れられることは助かる。でも三時になると、心の中で緊張がこり固まってきた。先のことがわからなくて困った。飲んでないときの母さんはニコニコしてた。きれいにも見えた。飲んでるときは冷たくて、閉じこもってて、疲れてて、優しくなくて、マイケルを邪魔にした。マイケルは料理をして、家の中を片づけた。マイケルはアルコールも探した。イースターの朝の卵捜しのように。酒は寝室の椅子の下から出てきたし、ランドリーバックの中からタオルで包まれて出てきたし、クロゼットの中の帽子の後ろからも出てきた。見つけたアルコールは流しに捨てた。こうしておけば彼女が飲んでることは気づかれないだろう。そうすれば喧嘩も起こらない。とにかく本音をしゃべっちゃだめなんだ。

お母さんはまだ来なかった。今まで三十分も遅れたことはなかったのに。母さんは時どき父さんが仕事に出て行った後まで寝こんでて、マイケルが自分と妹の朝食を作った。そんなときは友だちのお母さんが二人を学校まで連れて行ってくれた。一番困るのは休暇のとき、特に祭日の前後。マイケルは友だちと遊びたいのだけれど、彼らを家に連れてくるわけにはいかない。でも母さんが飲んでしまうのではないかと気がかりでオチオチ外にも出られない。そのことで責められるのがいやだったから。だからマイケルは家にいて、宿題をやったり、本を読んだりして祭日を過ごした。彼は友だちに何も打ち明けなかった。抑えて抑えて。

マイケルはまだ一人で角の所で待っていた。もう四十五分過ぎた。十ブロック先の家まで歩いて帰ることにした。もう大きいんだから、そのくらい大丈夫だ。妹の面倒だってさんざん見てきているんだから。母親の世話だってさんざんしてきているんだから。マイケルは責任を負い込むたちだ。人がこうしろと言うことはみなやってきた。誰もがマイケルをあてにして、マイケルはそれをこなしてきた。愚痴をこぼしたこともない。喧嘩もせず、言い合いもせずに、わめくこともない。世界で一番良い子。抑えて抑えて。

家に近づくにつれ、マイケルの心臓は破れそうに高鳴った。母親の車があった。鍵はしっかりかかっていた。玄関のベルを鳴らしてみた。胃袋がひっくり返りそうな気分にかられて何度も何度も鳴らした。窓をよじ登って家に入った。中には誰もいないようだった。家の中の隠れ場所を次から次へと見て回った。とうとう見つけた。母さんは、マイケルの寝室のクローゼットの中でスリップのままで首にベルトを巻きつけて棹にもたれかかって座っていた。母さんはすすり泣いていた。酔っていた。でもまだ誰も見てないはずだ。マイケルは誰にもこのことを話さない。絶対に。抑えて抑えて。

家族のルール

マイケルのような子ども、少なくとも一方の親が化学物質依存であるという家庭で育った子どもは無数にいるし、これまでもずっといたのです。そしてマイケルと同じように、こういった子どもたちは、明白な悪影響は受けていないように見えます。この子たちは普通、成長しないうちに家を離れることはありません。他の子たちと同じように、十七か、十八か、十九歳で家を出ます。同じ年頃の若者と同じように、自分自身の人生に向かって自分で決定するという課題に向かい合うわけです。職業、ライフスタイル、友人、どこで誰と生活するかを選び、兵役に就くか就かないかを選びます。結婚についても、子どもをもつことについても選択します。

嗜癖家族で育った子どもたちも他の多数の若者と同じく、人生において最も重要な決断のいくつかを行ない、何年かを費やしてその選択を実行に移します。普通、これらの職業選択および家族選択を実行に移し、遂行するのに六～八年かかります。この時期、ヤング・アダルトたちは、外の世界のことに気持ちが集中しています。普通この時期は、自分の過去の生活環境が良いものだったのか悪いものだったのか、立ち止まってじっくり考える時期ではありません。嗜癖とともに育ったことを自覚している子どもは、安堵のため息をつき、よく生き残ったものだと自分を慰労します。そして、自分の人生を歩み始めるのですが、社会的にも情緒的にもまだ自分の家族に巻き込まれたままでいることが多いのです。

嗜癖家族のなかで育った影響がはっきりと現われてくるのは二十代の半ばにさしかかってからです。いまや大人になったアダルト・チルドレンは、なぜだかわからない孤独感に見舞われるようになります。自分が周囲と隔絶されたように感じるようになり、抑うつ的になります。このうつ状態が頻繁に長期に襲うようになるにつれ、その原因はいよいよ特定しにくくなってきます。何かへの恐怖や不安が日常的になっていくのに、その原因がわからないのです。彼らはしばしば空しさを感じ、親密な関係を維持することに困難を覚えます。彼らの多くが、人づき合いのなかで物足りなさを感じると訴えています。このような充実感のなさが彼らの生活のあらゆる側面に忍び寄ってきます。多くの人が、嗜癖に陥るようになります。飲酒と使用（薬物などの）が、彼らの人生の重要な部分を占めるようになったり、仕事、浪費、ギャンブルなど他の行動に嗜癖的かつ強迫的な形で巻き込まれたり、食物との関係が障害されたりします。あるいは、嗜癖行動にはまり込んでいる人との関係に陥っている自分に気づきます。上記のどの事態が生じても、合理化や防衛によって、これを問題として捉える彼らの能力は阻害されます。

このサイクルを断ち切るためには、多くのプロセスが生じていることを、認識する必要があります。

しゃべるな

家族の戒律：本当に困っていることは話してはいけない。

本当に困っている問題とは次のようなこと――母さんがまた飲み始めた。父さんは昨晩帰って来なかった。僕は学校から家まで歩いて帰らなければならなかった。だって、お母さんは家で酔いつぶれて僕を迎えに来るのを忘れちゃったから。父さんは野球の試合中酔っ払っていた。

ある人はそれをルールと呼ぶ。でもそれはアルコホリックの家族にとっては戒律になっているると思う。九歳になる、あるアルコホリックの娘が言った。「お父さんのお酒のことはしゃべらないという家族のルールが長く続くと、そのうちそのことをゼッタイ、ゼッタイ話せなくなるよ――たとえ父さんが飲んでないときでもね」。

化学物質依存の初期段階には、誰かの飲酒や使用が問題になり始めると、家族メンバーはたいてい、その行動を合理化しようとします。「お父さんはこの数カ月、仕事で神経を使い過ぎたのよ」「お母さんは親友が引っ越してしまって寂しいんだよ」などの口実を考え出します。飲酒や使用の増加にともなって、合理化が「普通の」生活の一部になってきます。家族メンバーは問題に注目しますが、それらの問題を嗜癖と結びつけて考えようとはしません。ある私の患者の娘は、お父さんのメチャクチャな（アル中的な）行動について、「お父さんは脳腫瘍でもうすぐ死ぬのよ」とお母さんから説明されていました。この母親によれば、父親は死ぬ前に子どもに憎まれたがっているというのです。そのほうが父親の死を受け入れるのに楽だろうから、というわけです。今はもう大人になったその人は言っています。「そんなことは信じてはいませんでしたよ。でも私がお母さんに問いただせますか。ただでさえお母さんは手に余る問題を抱え込んでいたんですから」。この女性は子どものとき、父親がだんだん狂っていくと思っていたそうです。父親は、脳腫瘍で死ぬより、狂ってしまうことのほうがありそうなことでした。彼女は今、父親の異常な行動の原因が飲酒にあったことを知っています。支配的で暴君的な振る舞い、一時的記憶喪失による一貫しない言動、出没する幻聴などにより、この父親は精神異常のように見えたのです。

狂気じみた行動の原因として化学物質依存の名を挙げるより、理由を捏造したほうが簡単な場合が多いのです。飲酒や使用が外で行なわれ、帰宅したときの父親が泥酔していたり意識を失ったりしていて動かない場合、あるいは子どもたちが帰宅したときの父親の様子を見ていない場合、母親の言うこと――お酒の問題ではない――を子どもたちはすぐに信じてしまいます。

子どもたちも、嗜癖者とは仕事も家族もないホームレスかストリート・ジャンキーのことだと思い込んでいる点においては大人と同じです。嗜癖のことを知らなければ、自分の親が化学物質依存だと見分けることは困難です。

サンディは「父は私を愛してました。私も愛されていると感じてました。だから父はアルコホリックではありません」と言っていました。アルコホリックも人を愛することができるのだと、誰も彼女に教えてくれなかったのです。彼女は信じていました。父親はサンディを愛していた、だから父親がアルコホリックであるはずがないだろう、と。彼女は教会でかつて一度だけ、回復したアルコホリックの男性が自分の人生を語るのを聞いたことがありました。でも、彼女が聞いたのは、特定の人が語った自分の飲酒の話だったので、この話を自分の父親に結びつけることができませんでした。彼女の父親は、この男性（彼女の接した唯一のアルコホリック）とは、話し方も容貌も行動もまるで違っていたからです。このように断片的な情報は、子どもたちの化学物質依存に関する知識の欠如に特有のものです。

家族メンバーが不安定な行動を合理化するもう一つの方法は、家庭内で起きていることについて話し合わない、話題にもしないことです。十三歳のスティーブは言いました。「俺は気が狂いそうだったぜ。オヤジがアル中と知っているのは家中で俺だけと思ってたんだ。ほかに誰も知らないと信じ込んでいた」。どうしてそう思ったのかと聞くと、「だってほかに誰もそれについてしゃべらなかったもの」とスティーブは言ったのです。彼は、父親と二人だけだったときに起こったある出来事について話しました。そのとき、彼の父親は酔ってもうろうとして床に倒れ、吐き、コーヒーテーブルに頭をぶつけて血を流していました。間もなく、母親と姉が帰ってきました。彼らはただ黙々と父親を引っぱり起こし、ベッドルームに運びました。誰も口をききませんでした。「俺が覚えているのはこれっきりだよ」。私はスティーブの二人の姉と母親に、どうしてそのことについて彼と話さなかったか聞いてみました。「彼はそのことにつ

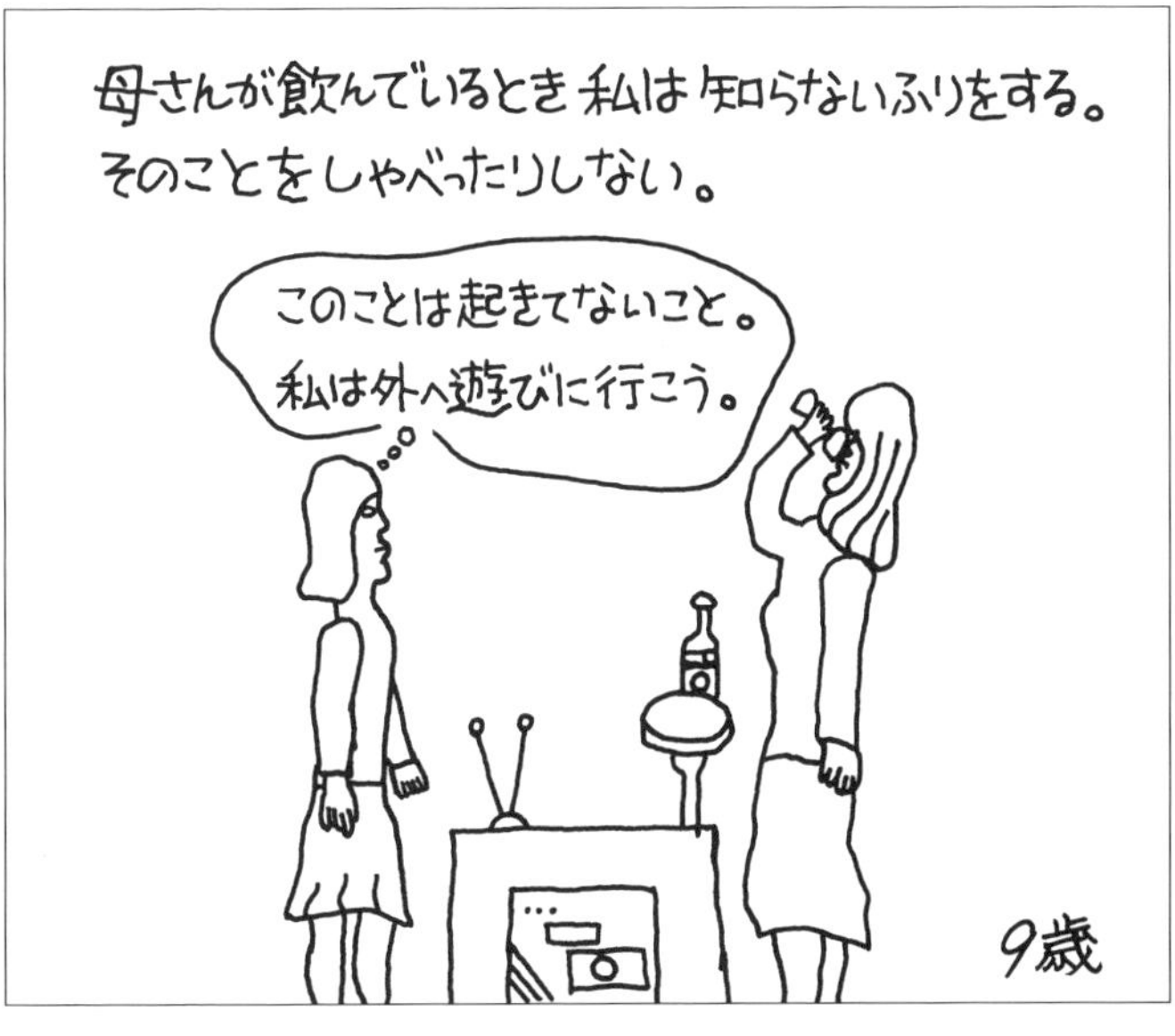
母さんが飲んでいるとき私は知らないふりをする。
そのことをしゃべったりしない。
このことは起きてないこと。
私は外へ遊びに行こう。
9歳

いて何も言わなかったものですから、私たち、彼が知らないでいてほしいと思っていたんです」と彼女たちは答えました。困り果て、絶望し、希望をもてないと、家族は次のように思い込むようになります。そのことを無視しさえすれば、誰も傷つきはしない。無視し続けさえすれば、そのことはどこかへ行ってしまう、と。

恐れとコントロールは、しばしば「しゃべるな」というルールを強化します。スキップは父親のことを断酒はしていても回復はしていないと話しました。スキップの父親は飲まないことによって自分をコントロールし、沈黙によって家族をコントロールしたのです。「父は僕に何も話したことはなかったし、母は問題があるということを認めなかった。僕の人生はこういう辛いことばかりだった。そして僕はそれを自分のせいだと思っていた。父には、何か問題があるということを僕に話してほしかった。そして、それは僕のせいではなく父のせいなのだと言ってほしかった。その後、成長するにつれて、「おまえを誇りに思うよ」と父に言ってもらうことが必要だった。でも、そういう願いは一つもかなえられなかった。僕が父からもらったのは、無言の怒りだけだった」。このことに対するスキップの答えは、自分の感情や感情的自己に「フタをする」ことでした。フタをしてしまうことで、摂食障害がさらに悪化してしまいました。五年生のときには、スキップの体重は一一〇キロになり、最終的には一八〇キロに増えてしまいました。父親が死んだとき、やっとスキップの体重が減り始めました。感情を抑制する必要がなくなったので、スキップは自分の無力感を行動に表わすことから解放され、回復が始まったのです。

多くのアダルト・チルドレンが、父親や母親が動揺するようなことは話さないようにしつけられたと語っています。あるいは波風を立てるようなことはしないほうが、物事はずっとうまくいくと、身をもって知っているのです。アンドリューは「夕食はとても静かだった。何を言っても波風が立ってしまう。そうかといって、静かすぎても波風は立ってしまう」と話しました。この子どもたちは波風を立てるようなことを言わないだけでなく、自分の恐れや心配、傷つきを誰にも話さないのです。

多くの家族において、沈黙のルールは暗黙の了解となっています。子どもたちは何年もの間、きょうだいと同じ部屋で過ごし、両親の口論の声、母親の毎晩の泣き声を一緒に聞いて育ちます。一緒に聞いてはいますが、それについて語り合うことはしません。一人で声を抑えてシクシク泣くことはあっても……。ある家族の場合、父親がアルコール症で治療を求めて来たとき、十二歳から二十一歳までの六人の子どもがいました。治療に来る三、四カ月前は父親は数時間飲んでから遅く帰ってきていました。そして昼のうち見ていない子どもたちの顔を、部屋を回って一人ひとり確認する癖がありました。部屋を回るとき、この父親は奇声を発して子どもたちを困らせました。子どもたちは皆目を醒ましていたのですが、翌朝になって昨夜の父親の酔態を語り合うことはサラサラありませんでした。この家族たちはいつもと変わったことなどなかったかのように振る舞ったのです。

精神的に安定している子どもたちにも、子どもにつきものの日々の悩みがありますが、たいがいその悩みを家族の者に話します。他の家族の場合、ビリーは父親が飲んでいるときに車を運転しないように、タイヤの空気を抜きました。末の妹のアンは、父親のウオッカのビンに水を入れたし、姉のリーザはウイスキーのビンにアップルソーダを入れました。しかし彼らは、各々が父親の飲酒に対してやったことを互いに知らないでいました。彼らは、父親の物質嗜癖という、本当の問題について話し合えなかったからです。

否認のため、子どもたちの問題が顧みられることはほとんどありません。さらに、家族の問題――嗜癖――が話題に上ることもありません。これらの子どもたちは、家族の内外で誰か他人を（正しいかどうかは別として）自分を助けてくれる人とみなすことをしません。アダルト・チルドレンのなかには、おじやおばの助けを必要としていた幼い頃、彼らがどこにいたのかと疑問に思う者が多いのです。どうしてあの頃、祖父や祖母が自分たちのことをかまってくれないのか不思議に思う者も多いのです。

ノラという別のアダルト・チャイルドは、自分の家の様子を誰かに話しても信じてもらえなかっただろうと言いました。「誰も信じてはくれませんよ。そんなにひどいのなら、私がこんなに平気でいられるはずがないと思われちゃって。あの人たちはママが毎日酔いつぶれてるのを見てないし、気が狂ったようにわめきちらしているところも、二階で気を失ってるところも見てないし、家中に酒ビンが転がっているのも見てないでしょ。つまり何も見てないんですから」。

子どもたちの多くは、信じてもらえないことを恐れている一方で、罪悪感も抱いています。自分が正直に話せば、親と家族を裏切ることになると思い込んでいるのです。子どもたちは親にとても忠実で、いつでも親を弁護し、それほど悪い状況ではないのだと合理化し、今では否認のプロセスとなってしまったプロセスをたどり続けるのです。家族の状況の混乱ぶりがわかっているので、子どもたちは問題を言葉にすることなどとても無理だと思っています――他の人に何と言っていいかわからないのです。そのため、いとも簡単に絶望感や無力感に屈してしまうのです。

「家族のなかでアルコール症が進行するにつれて、家族も家の中もますます静かになった。家族は互いに引きこもり、ほとんど何も話さなくなった。テレビ番組とか〝安全な〟ことについてさえ、誰も話せなくなった。安全ではないとわかっていることを話すなんてどうしてできただろう」。

これは曇った眼鏡をかけて世界を眺めているようなものです。知覚は変化し、現実は歪んでいます。このような子どもたちは軽視と過小評価を続け、不適切な行動を黙認することを覚えます。否認のなかで生きることを覚えるのです。嗜癖家庭の子どもであることほど絶望的な状況はありません。まったく孤独で、悩みは人に話しても助けにならないと信じ込んでいるのですから。

私は、ママが飲んでいるのに、飲んでいないと思い込もうとすることがある。私は決してそのことを話さない。

メロディー　九歳

信じるな

私は常に人を用心しています。信じたいのですが、自分だけに頼っているほうが楽です。私には他人が何を望んでいるかわからないのです。

嗜癖家族で育った子どもたちは、生活上の本当の問題について、他人に頼るのは安全ではないことを学習しています。他の人を頼るというのは、その人に信用、信頼、信任を寄せることです。信用、信頼、信任は、嗜癖家庭に欠損していることの多い美徳です。子どもたちは、自分の物理的・情緒的ニーズを満たすために親に頼ることができなければ、信頼を培うことができません。しかし、親はアルコールや薬物を摂取していたり、物理的に不在だったり、精神的・心理的に自分の嗜癖に耽溺していたり、嗜癖者のことで頭が一杯になっていたりして、常に安定した状態で子どもたちに対応することができません。

ジョアンは学校から帰ってきて何かしゃべってみても、母親の関心を引くことができませんでした。ジョアンの母親は、学校でのおもしろい話を聞いてもニコリともしないし、悲しいことにも無関心でした。母親の頭は父親の昨晩の飲酒に関する問題で一杯だったのです。

カールは自分の感情を他人が大事にしてくれるなんて信じていませんでした。学校の帰りに頭にくることがあったとしても、そのことは家では言いませんでした。「腹が立つことなら家中にあふれている。もうたくさんだよ。それに話したって理解してもらえないよ」。

ダンは両親が決めたことを信用できません。父親が、週末野球の試合に連れて行ってくれるという約束や友だちの家に泊まってもいいと許可したことを覚えているかどうか、あてにすることができません。そのうえ、父親が約束を破ったり前言を翻したりしたとき、母親が自分の味方をしてくれることも期待できません。

カレンは誕生日とか、感謝祭とか、クリスマスとかに母親がしらふでいてくれるということを信用できません。カレンの場合、特別の日に母親がしらふでいるかどうかがあてにならないのですが、ジェイソンの場合、母親はこうした休日には必ず飲むということがわかっています。彼の話では、不安なのはむしろ、継父が酔っ払った母親にどう対応するかがわからないことでした。

三十二歳のアレンが十一歳のときの出来事を話しました。その日学校から帰ると、母親は酔っ払っていました。そしてアレンがドアを通るとからんできました。母親が金切り声で怒鳴り出したので、彼も怒鳴り返しました。これ自体は年中行事なのですが、その日の母親はほうきを持ち出し、アレンの頭や肩をたたき始めました。母親はほうきを振り回しながらアレンをののしり、アレンは頭をかがめながら母親に怒鳴り返しました。アレンは逃げ、父親に電話をかけました（両親は離婚していました）。そして父親の答えにびっくりしたのです。まあ、答えてくれただけでもましだったのですが。十一歳の少年が電話口で懸命にほうき攻撃を避けながらことの成り行きを大声で説明し、母親が怒鳴り散らしながら息子を殴り続けている光景を、皆さんは思い描けるでしょうか。このとき父親は電話口でこう言ったのです。「心配するな。ママは明日になれば今のことを覚えてないから」と。

二十一年前の出来事を私に語るアレンは、感情的になることもなく、表現も控え目でした。私は聞きました。「お父さんの返事はあなたには当たり前に聞こえたの？」アレンはからかい半分で私を見ながらゆっくりと言いました。「当たり前？　わかんないよ。そんなこと考えたことないもの」。そのとおり。アレンはそのことについて考えたことなどありません。十一歳のアレンには彼の情緒的、心理的、身体的状態に反応し、彼の必要を何らかの形で満たしてくれる存在としての母親は存在しませんでした。またアレンは、自分のニーズを父親が理解してくれることを期待できませんでした。まして身体的虐待を受けている自分を父親が守ってくれることなどなおさらです。アレンは母親の殴打や父親の無関心に対して傷ついたり、怒ったり、嫌悪したりすることが感情の面で安全だとは思いませんでした。むしろ、こういった出来事から気を逸らし、考えないようにするほうが安全だと思ったのです。アレンは似たような経験をもつ、他の多くの子どもたちと同様、人を信頼しないようにすることを学んだのです。

子どもたちが人を信頼するようになるためには、安心感を得る必要があります。子どもたちは自分の身体的・情緒的ニーズに応じた両親の優しい援助や気遣い、導きに甘えられなければなりません。しかし、嗜癖家庭の子どもたちは多くの場合、親が安全を提供してくれることをあてにできないのです。

デブラは、友だちを家に連れてくるのは安全ではないと考えていたと言います。「ママはいつも酔っ払って私に恥をかかせるようなことをする」からです。スコットは「家の庭で遊んでいても安心できなかった。友だちと一緒にいるとパパはいつも僕をけなすから」と話していました。これらの子どもたちは恐怖に満ちた環境で暮らしています。一部の子どもたちにとって、安全はもっぱら心理的なものですが、別の子どもたちにとっては、心理的かつ身体的なものです。子どもたちはしばしば、親の無謀運転や酒のうえでの火の不始末による火事など、恐ろしい目に遭ったことを話します。子どもたちの身体的安全が直接危険にさらされるのは、言葉による嫌がらせが暴力に転じたとき、家具が壊されたとき、そしてもちろん、家族の誰かが身体的・性的暴力を受けたときです。

誰かが自分を繰り返し困らせ、恥をかかせ、がっかりさせ、そのうえ身体的な危機にも突き落とすとすれば、そんな人間を信頼しろというほうが無理です。家族メンバーが、家庭内で起きている出来事を過小評価したり、合理化したり、露骨に否認したりしていれば、信頼するのはもっと難しくなります。

安心（セイフ）の感覚の一部は安全・確実（セキュア）の感覚です。安全・確実感というものは嗜癖家庭には一瞬の間も存在しません。ティムがある日、学校から帰って来ると、父親はこの三年間で四度目の失業をしていました。それは家族がまた引っ越すことを意味します。ティムにとってそれはやっとなじんだ学校での友人関係をまたご破算にすることを意味しています。ちょうど入会したばかりのリトルリーグで、友だちを増やそうという夢を諦めなければならないことを意味しているのです。こんな形で子どもは落胆し、傷ついていきます。タミーはある日、純潔種のペットのウサギを、父親が酔っ払い仲間にあげてしまったことを知りました。彼女はこのウサギを赤ちゃんのときから大事に育てて、今度の秋の地区収穫祭の品評会に出そうとしていたのに……。ここでもまた、子どもの希望は粉々に砕け散りました。デイビッドは家族の長年の計画だった夏の休暇旅行が取りやめになったことを知らされました。父親が旅行費用を、バーで会ったばかりの見知らぬ人に貸してしまったからです。大事な約束がまた一つ破られたのです。子どもたちは絶えず環境のなかで、不安を感じる理由、信頼してはならない理由を突きつけられています。

ジョーは、自分が人を信頼できないということについて、このように述べました。「信頼？　父は自分の世話さえまともにできなかったんです。問題ばかり起こしていました。家庭でも、職場でも、車のことでも、祖父母や友人とも。自分の身の始末もできない父が僕の面倒なんか見られるはずがない。父のことはまったく信頼できませんでした。それに母。あの人はただいたというだけでした。身体がそこにあるというだけで、僕たちがいろんなことを切り抜けられるよう助けてくれたり、理解しようとしてくれたりした記憶がありません。母はただそこにいただけの人でした」。

子どもたちは、常に矛盾の入り交じったメッセージを、不信感を植えつけるようなメッセージを聞いて育ちます。なかには子どもを現実から守るためのはかない抵抗として、意識的に嘘の情報を与える親もいます。たとえばある母親は、自分が実際は惨めに感じているのに、幸福だと子どもに伝えます。ある父親は、母親がおかしな振る舞いをしているのに、子どもたちには何も変わったことはないよと安心させようとします。子どもは両親の言葉からのメッセージと、彼らの行動や声の調子が伝える逆のメッセージとの間で混乱させられます。子どもはこのような混乱するメッセージに駆り立てられ、本当のところ何が起きているのかと、いつも裏を探るような生き方を身につけるようになるのです。

関係を育むうえで最も大事な要素はただ一つ、正直さです。子どもたちは、周囲の人びとが自分の感情にオープンで正直でなければ、信頼することも、信頼するようになることもできません。嗜癖者たちは病気が進行するにつれ、正直でいられなくなります。嗜癖者は、飲酒や薬物使用を続けるのにともなって、自分のとる否定的な行動を合理化しなければならなくなりますが、その行動を続けるために、合理化が非常にうまくなります。嗜癖者は、罪悪感、恥辱感、不安、悔恨に苛まれて生活を送るようになり、これらの苦悩から逃れるためにますます飲酒や薬物使用にのめりこみます。心理的・身体的嗜癖により、このサイクルは終わりのないサイクルになります。イネイブラー（支え手）であるほうの親は、子どもたちに正直になることを恐れています。自分と同じ苦しみを子どもたちに味わわせたくないのです。何よりもまず、問題の存在そのものを認めたくないのです。

両親の経験するすべての感情の言語化が、子どもたちにとって必要というわけではありません。しかしある特別な状況と感情を言葉に出して確認したり明確化したりすることはきわめて大事なことなのです。しかし、〝しゃべるな、信頼するな〟の戒律が浸透している家庭のなかでは、こうした確認や明確化がなされません。

人は他人を信頼するとき、ある種の賭けをしています。このような危険を冒すことを学んだ人とは、人を信頼することの価値を経験した人のことでもあります。そうした人は、安全・確実感と自己肯定感をも体験してきていますが、それらは二つとも愛されたという経験から発するものです。すべての子どもたち、そして若者たちは自分を価値あるものと感じる必要があります。自分は貴重で特別だと感じる必要があるのです。親は子どもに、お前を誰よりも愛している、お前は格別だと言うかもしれませんが、言葉を意味あるものにできるのは親の行動だけなのです。子どもは行動によってはじめて納得するものなのです。

子どもは自分に注目してもらうことを必要としています。注意を向けるというのは、単に物理的に子どもと一緒にいることを意味するのではなく、子どもに、「私の関心はすべてあなたに注がれているのよ、心も気持ちも」と伝えるような交流の仕方のことです。それによって子どもには「私はあなたを気にかけている。あなたと一緒にいることは私にとっても大事なのよ」というメッセージが届きます。子どもは自分が受ける注目の量にとても敏感です。自分たちの問題で手一杯であるような両親の子どもたちは、自分を価値あるものと感じることができません。子どもは独占的な注目を必要としているわけではありません。しかし、注目してもらえないとき、つまり本当の意味で自分と一緒にいてくれる時間的余裕のある人が誰もいないとき、子どもたちは自分が無用の存在だと思うようになります。嗜癖の進行にともない、嗜癖者の親はますます孤立を強め、子どもたちに応じることができなくなってきます。また、共嗜癖者の親は、ますます嗜癖者にかかりきりになるとともに、無力感と絶望感に苛まれるようになり、子どもたちにとって頼れる存在ではなくなってきます。

こうした子どもたちは、完全に無視されているわけではないのですが、嗜癖の進行にともなって注目を受ける時間が減少します。これらの家族が一緒に過ごすことがあっても、その時間は嗜癖行動を中心として費やされる場合が多いのです。十五歳の少年ティムにとって、父親と過ごした〝特別な時間〟とは次のようなものでした。二人とも釣りが好きで、夏の間はよく釣りに出かけました。でもティムはいつもガッカリさせられました。父親と二人だけで過ごしたかったのに、いつも父親が飲み友だちを連れて来てしまうからです。父は友人たちと飲んでバカ騒ぎするのに夢中で、ティムは独りぼっちと変わりありませんでした。ティムは父親と共に時間を過ごしているのですが、それは父と自分だけの〝特別な時間〟ではありませんでした。そこにティムがいようといまいと、父の注目はいつもティムから逸れていたからです。

子どもはストレスにさらされているとき、特に注目を必要とします。残念ながら、嗜癖家族ではそういうとき、最も注目の対象となりにくいのが子どもたちなのです。このような状況では、ストレスが存在しているのが普通のことになっていて、注目が嗜癖者に集中しています。そのため、問題を抱えている子どもに注目が向けられるどころか、その子どもは顧みられることなく、問題も放置されたままになります。

注目されることがあっても、子どもたちはしばしばその世話や関心を信用せず、混乱したり疑いを抱いたりします。約束が何度も破られ、肯定的な交流が一貫して続くものであるとは信じられなくなっているので、しばしば子どもたちは混乱してしまいます。このように何度も約束が破られると、子どもたちは本当に注目されても、その背後にある動機を信用できなくなってしまうのです。

たとえば両親と一緒に動物園に連れて行ってもらうことになった子どもの気持ちを考えてみましょう。子どもにとって動物園への遠足は楽しいものでしょうが、この場合、どうして大人たちが自分を連れて行ってくれるのかと背後の動機に思いをめぐらしてしまいます。親たちは二人とも心から子どものためを思って外出することを決めたとしても、子どものほうでは、そこにアルコホリックの父親の罪ほろぼしの意図を汲み取ってみたり、母親の主張が父親を打ち負かしたのだと感じたりしているわけです。今この瞬間、両親は確かに自分のことを気にかけてくれているのかもしれないと思って、この子は暖かい気分に浸るかもしれません。しかしこの後で起こる大事なことや困ったことについては、どちらの親も頼りにできないことを考えると、この暖かい気分にも冷気が忍び込むのです。そして子どもはいぶかり続けます。「お父さんのこのプレゼントは、昨日ピアノの発表会に来られなかった罪ほろぼしなのかしら。それともあれを見てて、私が可愛いくなって連れてきてくれたのかしら」。

子どもたちは、生き残りを賭けながら成長していく間にさまざまな危機に見舞われます。彼らはその環境のゆえに安心感も安全・確実感も得られず、他人を信頼する能力も発達していないからです。

人を信頼する能力は子どもが健全な大人へと育つために必須のもの、性格の骨組みを作るレンガともいえるものです。嗜癖家族という構造のなかで育つことによって、子どもの発達におけるこの基本部分の欠損や歪曲が生じてしまうということが稀《まれ》でなく見られるのです。

僕はお母さんが信用できないときがある。

チャック　六歳

感じるな

ううん、私、困ってたんじゃない。お父さんにはハラハラしたけど、自分のことで心配したことはないの。自分の心配をするなんてことなかったもの。失望したこともない。そんなこと本当に考えたこともないもの。お父さんに腹が立ったことも全然ない。腹が立つことなんて起こらなかったもの。わあわあ泣いたこともないよ。何について泣くわけ?

私の経験からすると、嗜癖家族で育った子どもは九歳になるまでに、自分の感情を否認し、家庭内で起きていることに対する自分の知覚を否認するシステムを完成させています。先に挙げた言葉は次のように続きます。「ううん、私は感じないの。感じるとすれば、それは他の人への感情ね。父や妹のことは心配するけど、自分についての心配はしないわ」。九歳のクリスが私に言いました。「あるとき父さんは酔ってて、荒れてて、僕をひっぱたいた。母さんのほうを見ると、母さんは泣き始めた。そこで僕も泣いた。自分のために泣いたんじゃない。母さんがかわいそうだったんだ」。

子どもたちは、家に安定と秩序をもたらすことなら何でもやってのけるでしょう。耐えやすいように、生き残りやすいように振る舞うでしょう。前の章で描いたような役割をとるのは、そうすることが自分の人生の不安定さに対処しやすくなるからです。周囲に気を遣い、家族から距離を置く癖を身につけておけば、余計なことを感じないですみます。

「しゃべるな」という家族の法律と「信じるな」という前提は、子どもたちに感情を分かち合うのは危険なことだと教えます。子どもたちは感情を分かち合うのを避け、必然的に自分の感情を否認します。子どもたちは、家族や親戚や友人が、自分の感情を認めてくれると思っていません。自分の感情に必要な栄養が与えられることを信じていません。また、他人を援助資源とは考えていないので、情緒的に孤立した生活を送っています。恐れ、心配、当惑、罪悪感、怒り、寂しさなどの感情を抱きつつ孤立し、しまいには絶望し、打ちひしがれる。こんな状態では生き残れないから、この子たちは別の対処法を工夫します。感情を無視して押し込めるにはどうすればよいかを会得《えとく》するようになり、ときには感じることさえなくなります。こうした子どもたちでも、自分たち本来の感情を取り戻す道は残されていますが、それには本当に信頼できる人の助けが必要です。しかし、多くの嗜癖とともに育った子どもたちにとって信頼とか、信頼できる人物とかというものは、日常生活のどこにでもあるようなものではないのです。

デニスは高校のバスケットボール・チームのチアリーダーです。ある晩、他の町への遠征試合の最中に、父親が酔って現われました。その夕べずっと、父親はチアリーディング中のデニスを大声で声援し続けましたが、自力で体育館を出ることができない状態になっていました。父親はデニスにもたれかかったまま体育館から出て、車に向かいます。彼女がやっとのことで父親を体育館から連れ出そうとしていると、父親はすぐ後ろにいる生徒たちに向かって大声を上げたり、やじを飛ばしたりし始めます。父親は下品で乱暴な発言をし、大声で人種的中傷を始めます。デニスは毅然として父親をしっかりと抱え、人ごみをかき分けて進みます。背後で人びとのあれこれ言う声が高くなっていくのが聞こえ、突然外に出ます。彼女は急いで父親の友人の運転する車に置いてくると、無言のまま応援チームのバスへ向かいます。

普通の子どもならこんなときは、当惑し、恥ずかしがり、恐れ、怒るものなのです。しかし、デニスにとってこのような感情は、現に起こっている問題をどう処理するかを考えるうえで何の役にも立ちません。この責任感あふれる一番年上の子が実際にしたことは、その場をなんとか治めて、父親を怪我しないうちに体育館から連れ出すことでした。

デニスはこんなとき、感情に溺れてみても、自分に痛みが残るだけであるのを経験して知っているのです。こうした事件について人に話すこともしません（付き添いの先生にも友人にも）。誰にも理解できないと思うし、それどころか自分たち父娘の関係について意地の悪い判断をされるだけだと思うからです。

デニスにとってこの事件は、その晩、帰りのバスの中で落とした数滴の涙の原因にすぎませんでした。友だちの誰もその事件について触れなかったし、母親に話さないということも決まりきったことでした。そのことについて話せば、家族はいっそう苦しくなるだけということを彼女は知っていました。デニスは自分の感情を無視するほうがずっと〝安全〟ということに気づいていたのです。彼女にとって、感情とは混乱のもとであり、複雑怪奇で不気味なものです。それに彼女にはこうした恐ろしい感情を、信頼して打ち明けられる人もいません。

若い人なら誰でも、自分の親が一年に一度も学校行事に来てくれなかったらがっかりするでしょう。もし健康な家族の子どもなら、失望するだけでなく、怒るでしょう。しかし化学物質依存の親の子どもにとっては、それはまた感情を殺さねばならない機会が増えただけのことです。親の不実とか来てもらえない心痛をくよくよ考えるより、何も感じないほうが楽なのです。その子どもが怒りを感じるとするなら、活動に参加してくれなかった嗜癖者でないほうの親に怒りを向けるか、クラスメートに怒りをぶつけるほうがたやすいのです。

また、ジェリーという男の子は小さい頃、母さんがひどく飲むようになって親戚に預けられたときはがっかりしたし、怖かったし、腹が立ちました。それは当然のことです。二週間後に家に帰るとき、お母さんはもう飲まないだろうと言われました。でも家に帰ってみると、母さんは前と同じように酔っています。こうしたとき、六歳のジェリーだったら、自分が怒っていることを父親に言えるでしょう（彼はまだ否認する癖をつけていない）。でも九歳のジェリーだったら、酔っている母さんを見ても無視します。もう、そんなことでは気分を乱さないようにしているからです。

このような否認の経験のなかで、子どもたちは自己防衛の壁を築き上げます。子どもたちは現実のもたらす恐怖から身を守るための不健康な対処方法を日々学んでいます。その現実とは、親が自分を見捨てているという現実です。嗜癖が進行するにつれ、その物質は親の強迫観念になってきます。家族メンバーは、この強迫観念がもたらす結果に直面してこう問いかけます。「なぜ？」「なぜ母さんは、大事なときというと僕をがっかりさせるの？」「なぜ父さんはこんなに私を困らせるの？」「お父さんは私を愛してないのかしら」「なぜ父さんはあんなに飲むの？」「父さんと母さんはうまくやっていけるのかしら」「お母さんは狂ってるのかしら」「僕が悪いのかな？」「私が狂ってるのかしら」。こうした問いを発することは、家族メンバーにとって恐ろしいことです。正直に答えることはもっと恐ろしいのです。

感じること、心を揺すぶられることがたくさんあります。

恐　れ――母と父が喧嘩しているときの
母親に父親はいつ帰るかたずねることの
父親は帰らないだろうとわかることの
酔って出て行くかもしれない母親に「ノー」と言うことの
飲んでいる母親の車に乗るときの
酔って荒れている父親に殴られるときの

悲しみ――父親がすぐ仕事を変えるのでお金がないことの

母親が泣いているのを見るときの
父親がバーで飲んでいるのを車の中で何時間も待っているときの
父親が外にいるよりむしろ家にいることの

✤

怒り——飲んでいる母親のために言い訳をする父親への
母親を酔っ払いと呼ぶ他人への
約束をしてはそれをいつも破る父親への
いつも危ない父親への

✤

当惑——母親が酔って授業公開にやってきたときの
父親が家の前で酔いつぶれてい

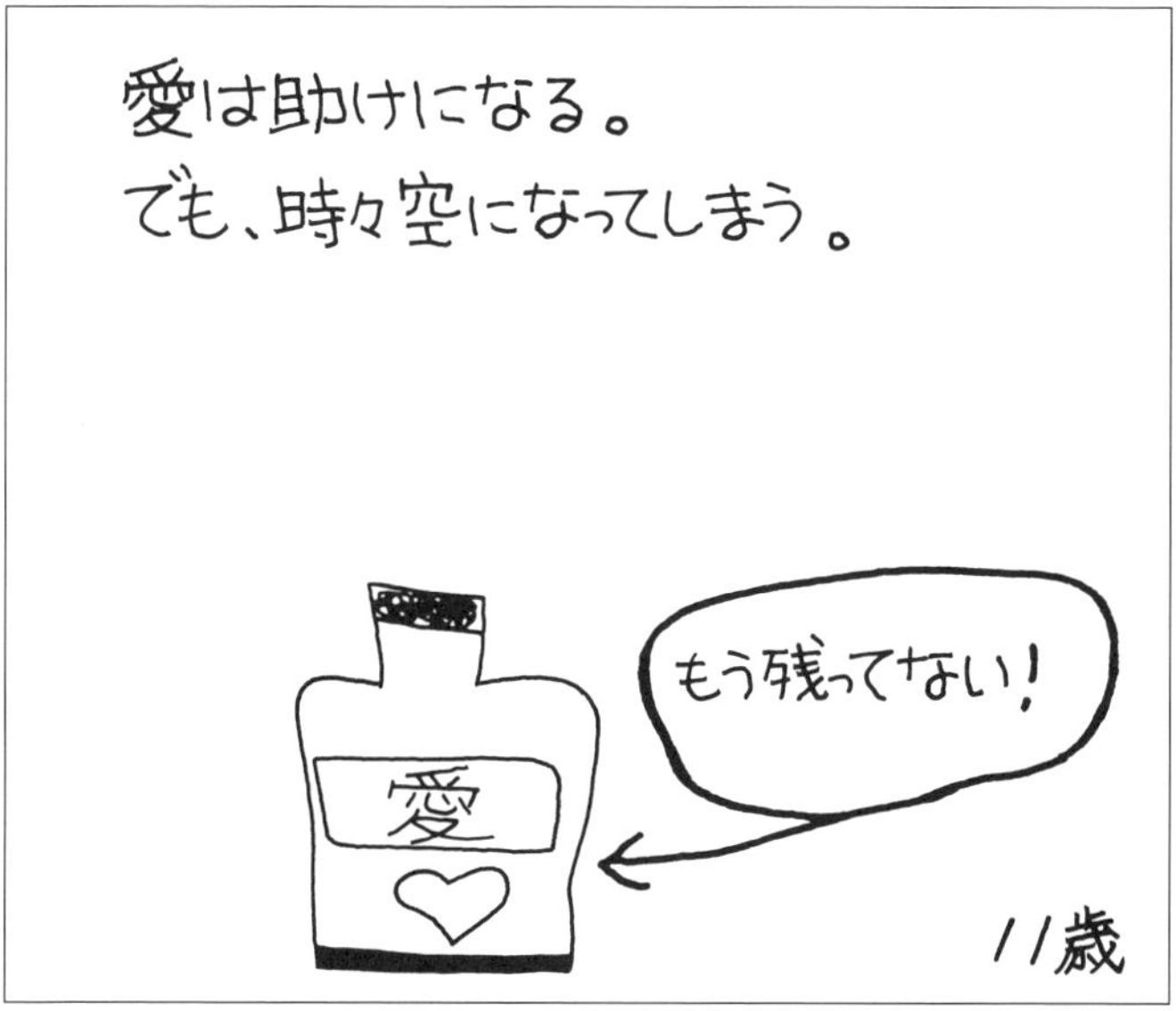
愛は助けになる。
でも、時々空になってしまう。
もう残ってない！
愛
11歳

るための
母親が下着姿でだらしなく見えることの
父が飲んでいない振りをするときの

罪悪感——もし今朝口答えをしなければ、母さんは飲まなかったのにと考えながらの
どうやっても父親を喜ばせられないことの
愛するのが当然の人、お母さん、を憎んでいることの
自分の親の「存在」を恥じていることへの

これらは家族メンバーが日々経験しているさまざまな感情のほんの一部ですが、彼らはこうしたものを表現しないように努めています。その結果、彼らの多くは、これらの感情を過小評価する癖を身につけ、やがてはこれらをまったく否認してしまうようになるものです。現実を否認して幸せそうに振る舞えば、不幸な家庭生活も幸せなものになると、自分にも他人にも思い込ませようとして、彼らは否認し続けるのです。人は苦痛を隠そうとして、痛みをもたらす状況と、そこから生じる感情とを否認し、軽視するものです。誰もが不安でいたくはないのです。最も大きな問題は、ほんの数週間ではなく、何カ月も何年もの間、感情を過小評価し、軽視していると、成人に達してもそれを技術としてもち続けることになり、この技術は人生のあらゆる重要な領域に浸透してくるということです。

「しゃべるな」「信じるな」「感じるな」は、問題を抱えた家族の三大ルールです。しかし、他の

ルールもしばしば見られます。

「ルールは、〝疑問をもつな〟ということだった。その場を切り抜けることができるなら、何も聞くな。注目してほしくても、それがかなわないときは、仕方がないと割り切ることだ。どこかに連れて行ってあげると言われて、連れて行ってもらえないときは、それを受け入れなくてはならない。理由を知らされずにマリファナの袋を取ってくるよう言われたら、ただ行って取ってくる。ぶたれても、何もするな。そうすれば何も感じない」。

考えるな

多くの子どもたちは、何が起こっているか考えるのはよくないことだとわかっています。話したり、感じたりすることが安全でなければ、自分が見たり、経験したりすることについて考えないほうが楽だということになります。

ジェシカは言いました。「私たちは考えたり、話したり、感じたりしないように教えられました。子どもたちは皆、そうしつけられていたので、私たちきょうだいの間にはまるで暗黙の了解があるようでした。私たちは互いの目撃者だったのですが、皆目を閉じ、耳をふさいでいたのです。それが私たちの自己防衛でした。自分たちの運命を静かに受け入れていました。母がモデルでしたが、母は寡黙で信仰の篤い女性でした。虐待が行なわれているときでも、母は物理的にはそこにいますが、何も言わず、どういうわけか虐待に耳をふさいでいたのです」。

疑問をもつな

「考えるな」「疑問をもつな」というルールは関連し合っています。「母親が帰って来なくても、疑問をもつな。父親が矛盾したことを言っても疑問に思ってはいけない。計画が中止になっても、何も聞くな。そのほうが楽だからだ」。

要求するな

「要求するな」というのは、単に「質問をするな（don't ask questions）」という以上の意味があります。何も頼むなということです。それ以上の情報を要求してはならない――嘲笑されたり、恥をかいたりする羽目になるかもしれない。欲しいものや必要なものを要求してはならない――断られるに決まっている。そうすると、何も要求しないようにすることを学ぶか、ジェイソンの場合のように、頼みごとをすると不安発作に襲われそうになるか、そのどちらかになってしまいます。

十一歳のジェイソンは学校の楽隊に入っていますが、特別なイベントで行なう演奏のために二十ドルが必要になりました。彼は両親の帰宅を待ちます。二人とも酔って帰ってくることはわかっていました。何かを頼むのに最適の時間などないのです。彼は何時間も頼みごとをする練習をしました。彼は一人で何度か、バンドで演奏するために必要なお金のことを話す練習をしました。両親が家に入ってくると、彼は自分が本当に震えているのに気がつきます。ドアから入ってくると、父親は彼を見てすぐに怒鳴ります。「こんなに遅くまで何をやっているんだ、このばか者が！　さっさと寝ろ！」ジェイソンは答えます。「話があるんだ。楽隊行進のときにはく、黒いズボンを買うお金が要るんだよ」。父親は答えます。「楽隊だって？　学校は俺たちを金のなる木だとでも思っているのか？　先生に言え。面と向かって俺に言いに来るのなら、めめしいバンドのユニフォームの代金を払ってやるとな。文句の一言も言ってやる」。ジェイソンの母親が大声を上げて、夫に黙るように言います。すると矛先が変わり、両親はジェイソンとその頼みごとのことなど忘れて口論を始めます。

このようなことが何度か続けば、何も要求しないようになるだけでなく、何も期待しなくなります。ジェイソンは、両親に対して怒ってもいないし、失望すらしていません。期待した自分に怒っているのです。

遊んではいけない

多くの子どもたちは、遊ぶのは安全でないとわかっています。「私が出かけてしまったら、誰が妹の面倒を見るの」「遊んでいる暇はない。大人たちと一緒にいて、次に何が起こるのか見届けなければ」。子どもたちのなかには、思考や感情が家庭内で起こっていることに集中しているため、あまりにも辛くて他の子どもたちと遊びに行くことができない子がいます。家にいたほうが楽なのです――

用心して見張っているほうが。他の子どもたちは、「成熟」しているときにだけ、自分の価値を認められると考えています。ありのままの自分を助けてもらったことも大切にされたこともなく、早熟な大人であることによってのみ認められ、その価値が確認されるのです。

間違えてはいけない

多くの子どもは、間違いが許されないということを知っています。三十四歳のジェリーは、自分の犯した最初の間違いを覚えています。「僕が六歳のときでした。あれは最初で最後の間違いでした。父とシリアルを食べているとき、ミルクをこぼしてしまったんです。父は僕を平手打ちにしました。僕は椅子から落ちて、冷蔵庫のドアに頭を打ちつけました。それから三日間頭痛が続きました。それ以来、二度と間違いを犯したことはありません」。

機能不全の家族ルールは、嗜癖家族の生活様式そのものです。子どもたちは本当のことを聞かされずに生きていく術を学びます。彼らは口をつぐみ、問題など存在していない振りをします。家庭内で起こっていることを否認すると、重大な知覚の歪曲が生じます。世の中を見る子どもたちの目は曇ってきます。この子どもたちは成人すると、自分が歪んだ眼鏡をかけて世の中を見ていることに気づきます。彼らは、軽視、過小評価を続け、何も聞かずに不適切な行動を黙認し続けます。このプロセスの一環として彼らは、苦痛でありながらも、不適切な行動に対する耐性を高めます。三つの基本ルール「しゃべるな」「信じるな」「感じるな」が他の機能不全のルールと結びつけば、子どもはいとも簡単に生気を失い、対処役割に走ってしまうことがわかります。

ジョン、他の奴らは怒ったり、怖がったり、がっかりしたりするのによ。
お前がそうしないのはなぜなんだい？
タフでなきゃやってけないからだろうよ。俺はよ!!

ジョン　十三歳

第4章　役割の連鎖

嗜癖家庭で育った子どもたちは成人に達しても、自分にとって大きな価値があるとすでにわかっている方法で、生活上の問題に対処します。それには、責任を負うこと、順応すること、なだめること、また、しゃべらないこと、感じないこと、信じないことが含まれます。青年期に達しても、アダルト・チルドレンは、サバイバーとしての自分を称賛し続ける生き方を続けます。大人になったからといって、彼らは今まで彼らの生き残りに役立ってきたパターンを変える必要を感じません。

責任を負う子ども

第一子や一人っ子、つまり小さな大人となった人たちは、多大な責任を負ったまま、大人の世界に入っていきます。責任を負う能力というのは、大きな強みでした。このヤング・アダルトは、さまざまな状況に対処するなかで、すでに一人前であることを示してきたからです。彼ないし彼女は、責任を負い続け、リーダーの役割をとることも多いのです。こうした人物は、現実的な目標を早々と定めることを子どもの頃に覚え、若い大人として普通の人びとよりずっと早くそれらの目標を達成するという偉業をやってのけるものです。しかし、ある問題が徐々に進行していたのです。今や大人になったこの人物は不安がじわじわと増すのを感じ、緊張の高まりを感じ、見えない壁で周囲の人びとから隔離されているのを感じるようになっています。

青春期の頃、責任を負う役割をとった子どもたちは、ヤング・アダルトとしての忙しい生活に追われて、子どもとして過ごす時間のゆとりがありませんでした。子ども時代にリラックスするゆとりがなかったので、大人になってもリラックスする方法がわからないのです。このような子どもたちは長い間とてもまじめな生活を送ってきたので、大人になっても楽しいことをするのは気がひけて、気分が落ち着かず、なかなか楽しむことができません。

私は今でもたくさんの責任を負おうとしてしまう。
遊びのほうは最近ようやく覚え始めたばかりだ。
趣味や愉快な活動を続けて楽しむということは私にはまだ難しい。

クリスという女性は、自分の子ども時代をあまりにもきちんと計画どおり送ったので、きわめて融通の利かない柔軟性を欠いた大人になってしまいました。子どものときのクリスは、責任をとる必要、少なくとも自分が支配（コントロール）していると感じる必要がありました。そう感じていないと、クリスは自分の周りの世界が崩壊するような不安に駆られました。大人になっても同じ現象が続いています。クリスは、自分には責任をとる必要、絶対支配権は自分が握っていると感じる必要があることに気づいています。それがかなわなければ、蔓延するコントロール喪失感に圧倒され、打ちひしがれてしまいます。

他人をコントロールする能力を失うかもしれないと考えることは大変つらい。
そのことを考えようとするとパニックになる。

ジョーは責任をとる必要に駆られていました。彼は上下関係のはっきりしている立場に身を置くことを心がけています。彼にとって理想的な立場とは、自分でコントロールできる立場です。ジョーは一段上の地位にあらねばならず、他の者が一段下の地位にいなければならないのです。彼の生活には並列関係というものの入り込む余地がありません。なぜなら人と対等な関係を結ぶということは、人を完全にコントロールするのを断念することだし、それは彼にとって生き残りを断念することを意味します。

一段上と一段下の関係、勝ち負けの関係などは職業上、社交上の交際やくだけた付き合いなどでざらに見られます。既述したとおり、ここに述べているような責任を負う傾向の強い子どもは、硬くて、真面目で、業績追求主義のヤング・アダルトに育ち、大きなことを成し遂げる能力に自信をもっています。このような人には対等な人間関係の感覚も問題解決という観念もありません。こうした大人は能弁（子どものとき身につけた技術）で、以前の家族生活の現実を覆い隠すことに長けています。

このような責任を負うタイプのアダルト・チルドレンにとって、すべては黒か白、こちらかあちらかなのであって、その中間というものがないのです。

ジェンナはアルコホリックの父親の一人娘でした。三十一歳で独立開業弁護士になり、成功を収めているように見えました。残念ながら、その法律事務所は彼女一人で切り回していましたが、それは彼女が他の弁護士と共同で事務所を運営しようとして二度ほど失敗していたからです。彼女には女友だちがいなかったし、結婚にも三回失敗していました。ジェンナは嗜癖とともに育った他の子どもたちと同様の傾向を発達させていました。他人は必要なときに助けてくれるという信頼をもてなくなっていたのです。他の多くの嗜癖者の子どもたちと同様、彼女は他の人を巻き込まず、自分だけに頼るほうが楽だと思っていました。ジェンナは外面的には成功していますが、内面的には他人が自分を助けてくれると信じることができない人です。彼女は他人に頼ることができないので、対等でない関係を利用するしかありませんでした。彼女は楽しむことができず、自分の本当の問題についても、自分の感情についても語ることができませんでした。個人的にも仕事上でも、この責任を負う傾向の強い人は、自分と同じようによそよそしい人としか付き合わざるを得ないのです。こうした人がもし情感に富み、自己表現が明断で、オープンで、面倒見がよく、遊びを愛せる人間と出会ったとしたら、どうやって付き合ってよいかわからないでしょう。

分かち合いと親密さを基調とした人間関係は居心地の悪いものなので、アダルト・チャイルドはこうした関係から遠ざかろうとするでしょう。実際、責任を負う子どもたちは、自分をコチコチで深刻ぶった感情のない状態に止めておいてくれる人と付き合うことになります。あるいはまったく他人から離れて、孤独きわまる人生を歩むのです。今では、非常に多くの責任を負う子どもたちがなぜ、成人期の初期になって抑うつ的になったり、寂しさに悩んだり、不安になったり、緊張したり、恐れたりするのか、理解するのは簡単なことです。また、なぜ彼らが不健康な人間関係に陥るのかも容易に理解できます。

責任を負う子ども

強み

- 几帳面
- リーダーシップ技術
- 意思決定者
- 創始者
- 完璧主義者
- 目的志向
- 自分に厳しい

弱み

- 人の言葉に耳を傾けることができない
- 従うことができない
- 遊ぶことができない
- リラックスできない
- 融通が利かない
- いつも正しくなければならない
- 激しいコントロール欲求
- 間違いを極度に恐れる
- 自発性の欠乏

責任を負う子どもを行動に駆り立てる信念

「自分がやらなければ、誰もやらないだろう」
「自分がこれをやらなければ、何か悪いことが起きるか、事態は悪化するばかりだろう」

✣ ✣ ✣ ✣ ✣

感情に対する反応

「感情をずっと抑えていなければならない」

✣ ✣ ✣ ✣ ✣

「私はアメリカ人の子どもらしい子どもでした。ハイスクールでは平均三・六点を取っていたし、野球チームのスターでした。いつも両親の気に入ろうと努めている子でした。父はアルコホリックで、強迫的なギャンブラーでした。母は、家族を養うために週七日働きました。高校を出て自分で商売を始めましたが、何かがまずかったのです。なぜかわからないのですが、心の中が空っぽでした。何をやっても十分とは感じられませんでした。成功すればするほど、気持ちが落ち込むのです。成功がたいしたことではなくなってきたのです。虚しさの感じは決して埋められることがありませんでした。とうとう私は人生に向き合うことを放棄し、ドラッグとアルコールに走ってしまったのです」。

順応者

子どもたちのうちで、肩をすくめて二階に上がってしまうか、友だちの家に逃げ込むほうがずっと楽だという者は、大人になってもこのタイプの生き残り術を使い続けるのが普通です。大人になった順応者は他人をコントロールしなければならないような立場に立つことを上手に避けます。何が起こっても無難に切り抜けます。順応することに熟達していて、これに関しては柔軟で、自発性に富み、自信をもっています。ジェイソンは言いました。「俺は子どものとき学校を九回も変わったんだ。一つの学校にどのくらいいられるのか、次にどこへ行くのかなんてわからなかったさ。だけどそれも悪くなかったね。友だちを早く作るのがうまくなったし、面白い奴にたくさん会えたし……」。今、

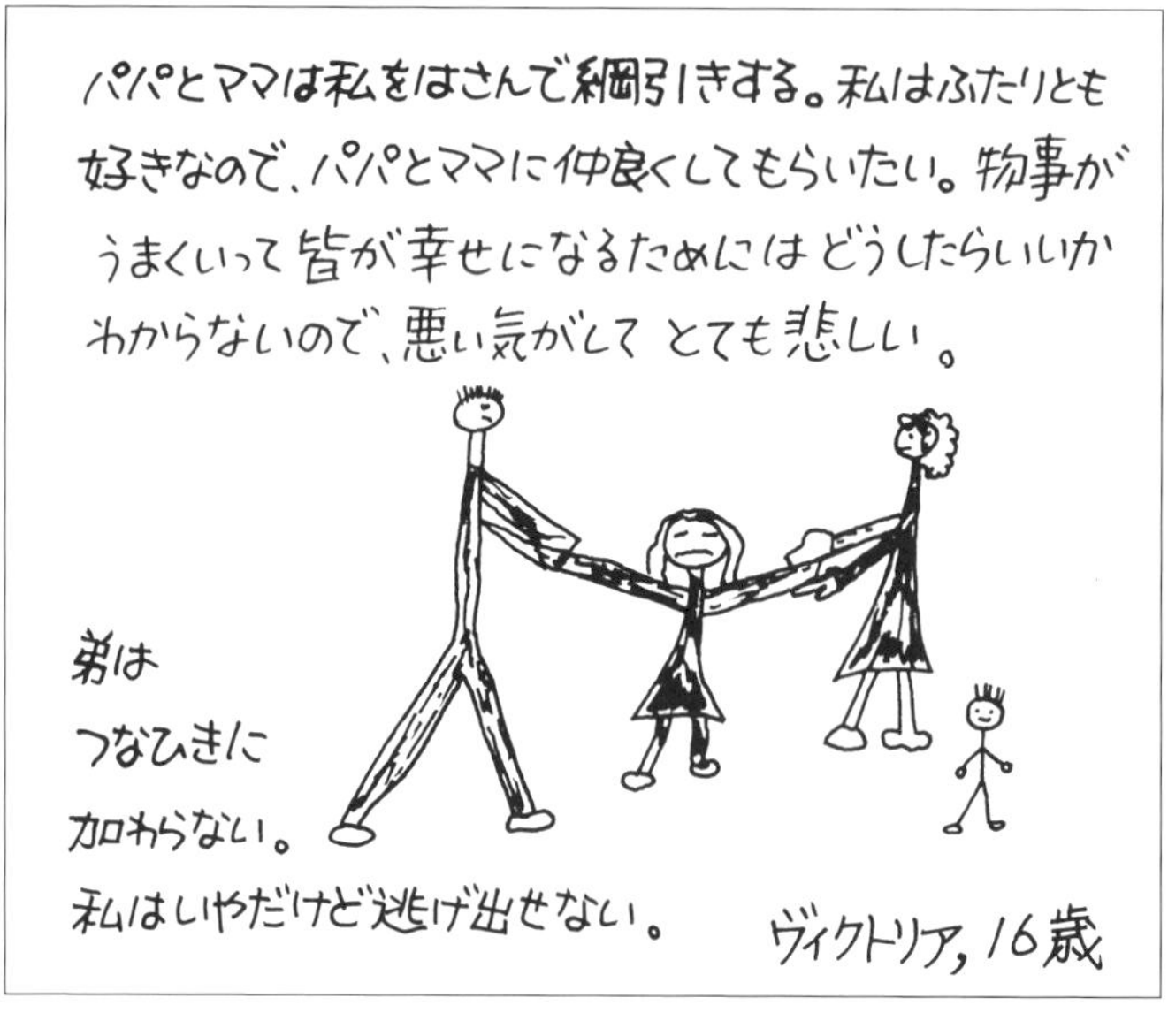

パパとママは私をはさんで綱引きする。私はふたりとも好きなので、パパとママに仲良くしてもらいたい。物事がうまくいって皆が幸せになるためにはどうしたらいいかわからないので、悪い気がしてとても悲しい。
弟はつなひきに加わらない。
私はいやだけど逃げ出せない。
ヴィクトリア，16歳

大人になったジェイソンは、少しもじっとしていられません。「一カ所にいると退屈しちまうんだよ。同じ職にいるのは九カ月が限度だね。同じ女とも九カ月までよ。この町にも飽きちまった。もうここへ来て二年になるからね」。

いつも周囲に順応するだけというパターンを身につけた子どもたちは、持続的な信頼を築く機会を失ってしまうし、健康な人間関係を発達させることもできなくなってしまうのです。

ジェフは虐待傾向のある、アルコホリックの家族で育ちました。ジェフによれば「とにかく僕は怖かった。友だちはあまりいなかったけど、別にたくさん友だちが欲しいとは思わなかった。子どもの頃は二人友だちがいた。二人とも僕と同じような家庭の子どもたちだったと思う。よくわからないけど――お互いそんな話をしたことはなかったから。よく遊園地をうろついていた。家にいなきゃいけないときは、テレビを見ていた。見られるときだけだけど。誰かがチャンネルを変えたいと言ったら、そうさせた。ただ静かにしようと努めていたよ。絵を描くのがすごく好きで、よく描いていた。でも誰にも自分の絵を見せたことはない。からかわれるに決まっているから」。

彼らの人生は、まっただ中に飛び込むようです。いつ始まっていつ終わるのか特定するのは困難です。順応者は子どものとき、一つの場所にいつまでいるのか、母親がいつまでしらふでいるのか、父親がいつまで家を空けているのかわかりませんでした。この順応者たちは、現在置かれているどんな状況にも対処（順応する）方法を身につけています。

「いつも頭のなかで映画を上映していたの。私はスターで、ヒロインだった――強くて、たくましくて、美しい。変わりない友情を捧げ、慰めを与えてくれる想像上の友だちもいたわ。空想だけが、苦しいことばかりの生活から私を守ってくれました」。

順応者には、ある方向を目指すという感じがわからないし、人生の方向の決定についての責任を負うということの意味も理解できません。自らの人生を選択し、支配するという感じがつかめないのです。もっと責任感のある子どもなら、自分の人生は自分で動かせるものという感覚を身につけてくるものですが、順応者にはコントロールの感覚が欠けています。四十四歳のジェニスは「私はずっとローラーコースターに乗っているような気がしています。本当に長い間……」と言っていました。

順応タイプの子どもにとって、人生とは終わりのないローラーコースターのようなものです。そんなふうに生きたいからではなく、そうするほかにないからです。自分には選択肢がないと考えているのです。自分に選択肢があることを知らずにきたのです。そのため、大人になった今も彼らは自分の生活上の本当の問題を語ろうとせず、自分の感情を深刻に吟味しようともしません。順応者たちは、自分と同じように感情を閉ざしている人とだけつき合っています。似た気持ちの人とだけつき合っています。彼らにとってはこうした限られた関係だけが安全な人間関係なのです。

こうした行動パターンを考えれば、順応者たちがなぜ騒ぎを巻き起こしてばかりいる人を仲間にしてしまうかがよくわかります。いつも騒がしいような状況こそ、彼らにとっての居心地のよい空間なのです。不安定な人びとに合わせるという子ども時代の役割をとり続けているからです。彼らは混沌とした状態をうまく処理する方法、つまり順応ということを知っています。しかしこの種の自己否定的順応を続けていると、人は抑うつ的になり、孤立し、寂しくなってきます。

順応者

強み

- 柔軟性
- 従うことができる
- 気楽な態度
- 悪状況に動転しない

弱み

- 何かを始めることができない
- 決断することを恐れる
- 方向性の欠如
- 選択肢や能力を認識できない
- 疑問をもたずに従う

＊　＊　＊　＊　＊

順応者を行動に駆り立てる信念

「感情的に巻き込まれなければ、傷つくことはないだろう」
「自分が何をしても無駄だ」
「注目されないほうがいい」

＊　＊　＊　＊　＊

感情に対する反応

「なぜ感じなければならないんだろう？　何も感じなければいいのに」

なだめ役

他人の情緒的な必要に応えるのに忙しかった子、暖かくて、敏感で、世話焼きで、人の悩みをよく聞く子は、大きくなっても個人的に、また仕事のうえで人の世話をし続けます。かつて私の仲の良い仕事仲間がこう言ったことがあります。「私たちのように人の援助という仕事をしている連中って、こういう職業に偶然引き寄せられたわけじゃないわよね。来る日も来る日も、他人の悩みにつき合うなんて、私たちに何かまずいことがあるからに違いないわ」。この話は半分冗談でしたが、このなかにはかなりの量の真実も含まれています。他人を良い気分にさせることに長けた子どもが、そのように振る舞い続けなければならない状況に引き寄せられるのはむしろ当然のことでしょう。

「私のなかには病んだ人へと私を引き付ける何かがあります。ただ単に何かの問題を抱えているだけの人びとにも引き付けられてしまうのです」。

四十四歳のイレーンは両親共にアルコホリックの家庭に育ちました。長年にわたって大人たちの世話にかまけながら育てば、イレーンがたまたま達したようなレベルのなだめ役になるのも難しくないでしょう。彼女はどんどん進歩（?）して、結局、三人のアルコホリックと次々に結婚しました。三人目の夫がアルコール症で入院したとき、個人セッションの場で私は聞きました。「ご主人が治療プログラムに参加している間、あなたはあなたのために何をなさいます？　何をしてご気分を良くします？」。イレーンはあらぬ方を見ていました。それから顔をしかめました。質問に答えないし、私の方を向くこともしなかったので、私は質問を繰り返しました。「イレーンさん、ご主人が病院にいる三週間の間、あなたはあなたのために何をなさいますか。何をして気分を良くするのですか」。彼女は再びあらぬ方を見ましたが、今度は顔をしかめただけでなく、彼女の肩がピクピクし始めました。ピクピクはまるで痙攣のようでした。

　私は肩に手を置いて、彼女を落ち着かせながらこう言いました。「イレーン、あなたはもうご主人の世話をする必要がないのよ。彼の面倒を見る必要はないのよ。ご主人の世話は私たちの仕事なの。今夜は二人の息子さんたちの心配もする必要がないですよね。さっきあなたは息子さんたちが今夜、友だちと一緒だって言ってたでしょう。今七時ね。今夜七時から十時まで、あなたはあなたのために何をして気分を良くしますか」。沈黙が続きました。しかし今度は顔をしかめることなく、肩を震わすこともありませんでした。そしてイレーンは一言だけつぶやきました。「わからない、私にはわからないのよ」。涙が彼女の頬を伝わっていました。

　もちろん、彼女にはわからなかったのです。生涯を通じて、彼女は自分のために何ができるか、安心してじっくり考えることなどできませんでした。なだめ役をしながら育った人は、大人になっても、自分が何を欲しているかを真面目に考えることができません。そして、自分にとっての必要性を割り引くことを繰り返しながら、人生を送るのです。彼らは他人の世話にかかりきりになるように、自分を訓練してきたのです。その結果、彼らは自分の欲するものを得たためしがありません。なだめ役の人にとって生き残ることとは、他人の恐れ、悲しみ、罪悪感を取り除くことでした。また、自分の時間、エネルギー、共感を他人に与えることでした。生き残ることと自分の個人的ニーズとは、まったく無関係でした。ダイアンという四十八歳の女性は、回復の途にあるアルコホリックと結婚していましたが、彼女は次のように話しました。「私は強迫的な与え手でした。私はもっとわがままになる必要があるようです。自分を犠牲にして他人に尽くすのはやめなければなりません。でも、どうすればいいのかわからないんです。何か皆にすまない感じがしまして……」。他人に尽くすのは悪いことではありません。しかし、自分の幸福を犠牲にした他者への献身とは、自己破壊そのものです。

ここでもまた、この種の子どもたちが、大人になってから抑うつ的になるのはなぜかを理解するのは難しくありません。彼らは一見、自分の人生を思うままに歩んでいるように見えますが、他者との距離の遠さを感じることは変わらないのです。彼らは寂しいのです。彼らは人と対等の関係を結べません。だからいつも他人に与える側になり、受け取る立場に身を置くことを控えてしまいます。個人的つき合いの面でも、なだめ役割をとる人は、他人から貪るだけの人や情緒的問題の責任をとろうとしない人をわざわざ探し出してつき合い出します。なだめ役の人は、友人や恋人との情緒的分かち合いを望まない人を探し求めています。そういうわけで、こうしたなだめ役の伴侶になる人もまた、自分のことを語らないようにすることを学んできた人であることが多いのです。

なだめ役

強　み
- 思いやりがある
- 共感的
- 聴き上手
- 他人に対して繊細
- 気前がいい
- 愛想がいい
- 暖かい

弱　み
- 受け取ることができない
- 自分のことに専念できない
- 罪悪感
- 怒りに対する恐れが強い
- 不適切な行動に対する耐性が高い

＊　＊　＊　＊　＊

なだめ役を行動に駆り立てる信念

「人に良くすれば、好かれるだろう」
「他の人のことに注意を集中すれば、自分のことに注意を向けなくてすむので助かる」
「あなたの世話をしてあげれば、あなたは私を見捨てたり、拒否したりしないでしょう」

＊　＊　＊　＊　＊

感情に対する反応

「私は、他人の感情を引き受けなくてはならない」

私の母だった人安らかに眠れ

私はときどき座る
片すみの
暗闇の中に
そして母を想い出す
手に茶色のビンを持つ母を
夜中の二時に氷を砕く音を
ビールをもう一杯欲しいとき、母は私をかわいこちゃんと呼んだ
ビールがなくなるとあばずれと呼んだ
クリスマスには私にクッキーを焼いてくれた
酔いつぶれる前は
おおかたの晩
床に転がって眠っていた母
私は母の体に毛布をかけ
頭を枕に乗せるのだった
そして朝目を覚ますのだ

母の物音で
叫び声で
母のご機嫌をとるのは大変だ
私たちはたいてい
うまくやれずに叱られた
でも彼女が懐かしくて
ときどき寂しくなるのです

ジェーン

行動化する子ども

行動化する子どもたちとは、いつもトラブルのなかにいる子たち、いろいろな問題を引き起こす子どもたちのことです。この人たちは成長して青春期に入っても、周囲に揉めごとを抱えています。子どものときも、大人になってからも、このような人は自分について良い感情をもてません。彼らは、受け入れてもらえるようなやり方で人と接することができません。そして自分のニーズを表現することも、それらを満たすこともできないでいます。いつも怒りを自覚していますが、他の感情に気づくことはほとんどありません。

「人生の大半が、怒りと恨みに支配されていた。自分の痛みを喧嘩で紛らわしていた。勝ち負けなんてどうでもよかった。口喧嘩もしたし、殴り合いの喧嘩もした。結果には無頓着だった。喧嘩は、抑圧していた否定的な感情を解放する一つの方法だった。少なくとも一時的には、自分の生命力を思うままに操る方法を与えてくれたんだ。喧嘩はエネルギーそのものだったし、虚無を埋め合わせてくれた」。

子どもたちは同じような人格傾向をもった者に引き寄せられ、ピア・グループ（仲間集団）を作ります。彼らは肯定的な役割モデルに興味を示すことがないために、社会的に孤立してしまいます。早い時期に少年院などの矯正施設に入る者の大半は、大人になってもこのパターンを繰り返して生涯の大部分を過ごしてしまいます。

嗜癖者であろうとなかろうと、行動化タイプの子どもたちは大人になると、自分の行動（ないし行動の欠如）が問題を引き起こし、それが自分の生活を困難にしていることに気づくものです。たとえば高校教育を受けていないこと、しばしば権威に挑戦すること、怒りをコントロールできないこと（失業の原因になる）、結婚前の子どもや早すぎた結婚などがそれです。この種の行動化タイプに順応タイプが合併していることがよくあります。この組み合せの者は生きることについての無力感を最も強く感じなければならなくなります。しかし、こうした子どもたちは、もっている力を活用していないことが多いのです。

行動化する子ども

強　み

●自分の感情に寄り添う
●否認が軽度で、より正直である
●創造的
●ユーモアのセンス
●疑問をもたずに人を先導することができる

弱　み

●不適切な怒りの表現
●指示に従うことができない
●侵入的
●若年時の社会問題（不登校、嗜癖、高校中退、十代の妊娠など）

＊　＊　＊　＊　＊

行動化する子どもを行動に駆り立てる信念

「大声で叫べば、誰かが気づいてくれるかもしれない」

「欲しいものは自分で手に入れる。誰も何も与えてくれないからだ」

＊　＊　＊　＊　＊

感情に対する反応

「それが何であろうと、とにかく怒る」

一部の子どもたちは、これら四つの役割の一つまたはそれ以上にはっきりと当てはまるでしょう。しかし、ほとんどの場合、第一と第二、両方の役割をとっています。

組み合わせ

ジョンは、自分は主に責任を負う子どもだと話していましたが、家庭内で暴力が生じたときには順応者の役割に移行しました。彼は幼かったので、母親の重荷を取り除かなければならないと思い込んでいました。彼の父親はほとんど働かず、あまり家に寄りつきませんでした。母親も子どもたちも父親がどのようにして時間をつぶしているのか知りませんでした。ジョンは母親が一日十〜十二時間働いている間、家を掃除し、弟妹が楽しんでいるのを見守る役を買って出ました。日常生活で、家庭に秩序を生み出すのはジョンでした。学校が終わると歩いて母の職場へ行き、お金をもらって食料雑貨品店で買物をし、夕食の支度をし、家を掃除し、弟妹の宿題を見てやりました。彼は確実にストレスを受けていましたが、そのことには気づいていませんでした。母親は、あからさまに不満を漏らすことはなく、その状況を受け入れているように見えましたが、困惑して悲しそうでした。

父親はよく仕事の話をしましたが、ジョンには父親が定職についていたという記憶がほとんどありません。ジョンは優等生で父親の自慢の種でした。父親が飲み友だちに彼の自慢をしていたのを覚えています。年を追って酒量が増え、それにつれて家庭内の父親の振る舞いは恐ろしいものになっていきました。彼はしばしば、自分よりも母親のほうになついていると子どもたちを責め立てました。彼の妄想（パラノイア）はしばしば性的なものでした――妻を疑い、浮気をしていると言いがかりをつけたり、娘が男の子たちに色目を使っている（彼女はまだ十一歳でした）となじったりするのです。彼の不適切な行動はエスカレートして暴言を吐くようになり、嘘をつくことが多くなりました。最後には身体的暴力を振るうようになり、しばしば家族を皆殺しにすると脅しました。

ジョンは、父親が家のなかで執拗な攻撃を始めたときに感じた言いようのない恐怖について話しました。そのときのジョンには、もうパワー幻想はなかったそうです。そういうとき、彼が知っていた唯一最良の方法は、身を潜めることでした。目立たないようにして、できれば身を隠してしまうのです。このようなときは、誰もが自分のことで精一杯です。妹や母親のことを考えていなかったからではなく、何をしても父親を刺激してしまうので、そうするしかなかったのです。

このような時間が続くのはわずか数分から数時間でしたが、衝撃を与えたのは、時間ではなく、そのとき感じた緊張です。ジョンは文字通り生き残りを図って、責任を負う子どもから順応者に転じました。数十年を経ても、ジョンはときどき恐怖を感じ、有能な責任ある大人の自分から離れて十二歳の子どもに戻り、再び父親の脅威に対応しているような感覚を覚えることがあります。

サラは、自分のことを主に行動化する子どもだったと話しましたが、ピア・グループ（仲間集団）内ではなだめ役にまわりました。家では怒りを露わにして、しばしば不機嫌でした。母親に口答えをし、女きょうだいを罵りました。中学のときは、家を抜け出して友だちのところへ行きました。学校の成績は悪く、学校にはあまり関心がなく、高校のときにはしょっちゅう授業をサボっていました。しかし、友だちと一緒にいるときには、友だちを喜ばせることばかり考えていました。家では諍《いさか》いばかりしていましたが、ピア・グループ（仲間集団）では、しばしばできる限りのことをして、友だちの仲がうまくいくようにしました。彼女が強い帰属感をもてるのは、友だちと一緒にいるときでした。彼女は家のなかで何が起こっているのかわからず、自分の価値を実感することもありませんでした。友だちと一緒にいると、何らかの形で自分を受け入れてもらえたのです。

子どもたちの比率は変化し、成長にともなって別の役割をとるようになるでしょう。子どもたちは、環境が変化したり、古い役割が目的を果たさなくなったことや、新しい役割がより大きな安全を確保してくれることがわかったりすると、役割を変更する傾向があります。エリカは、責任を負う子ども／なだめ役から、行動化する子どもに移行しました。ただ、当初の役割が役に立たなくなったからです。彼女は三人の弟を育てる手助けをしていました。彼女の母親はほとんどいつも酔っていました。しばらくすると、責任が重くのしかかってきて、彼女の努力は不毛のように思われました。弟たちは彼女の言うことを聞かなくなったり、彼女は家を空けるようになりました。家にいるときは、いろいろな男性がやってきては「父親」面をして家族を取り仕切るのにうんざりしていました。最後には、彼女は通りをうろつくようになりました。なだめ役は姿を消し、責任を引き受けたり、物事を始めたり、計画的に行なったりする能力は、行動化において発揮され、彼女は路上のリーダー格となりました。

以下の状況で、ロニーは生活をもっと安定させるために役割を転換する必要性を感じました。ロニーの両親は嗜癖者でした。母親は錠剤とアルコールに嗜癖しており、父親は薬物とアルコールに耽溺していました。ロニーは三人目の子どもで、二人の兄とは四歳と六歳違いでした。彼はいつも兄たちを頼りにしていて、兄たちもよく面倒を見てくれました。彼には幼い頃の記憶があまりないのですが、兄たちを両親のように思っていたと言います。兄たちは彼に服を着せ、支度をして学校に送り出しました。小学校のときは、二年間毎日、兄の一人が歩いて学校に迎えに来てくれたのを覚えているそうです。父親はあまり家に帰ってきませんでした。家にいるときの父親は、たいてい無口で冷淡でした。兄たちは母親の面倒もよく見ていました。ロニーによれば、母親は、着替え、食事、学校に提出する書類の記入、請求書の支払いの手配など、何をすべきか指示してくれる親を必要としていました。どちらかといえば、ロニーは自分のことを兄たちの機嫌をとろうとするなだめ役だったと話しています。二人の兄が家を出たとき、彼はまだ十三歳でした。「母の面倒を見る人がいなかったし、母はいつも自分のことができるような状態ではなかったんです。それで僕がその役割を引き継ぎました。母を喜ばせるのは、それほど大変なことではありませんでした。母を生かしておくために責任ある親の役割に移っただけです。そこが自分の居場所だったんでしょうね」。

一部の子どもたちにとって、役割転換の必要性は、全般的な状況よりも人に対する反応と密接にかかわっているようです。

「十一歳のときには両親とわたり合うようになり、夫婦喧嘩の仲裁をしようとした。僕は世話人（ケアテイカー）、なだめ役、スケープゴートになった。自分一人しかいなかったから、これらの役割を全部引き受けるしかなかった。状況を解決すると思えば、どんな役割にも切り替わった。八方美人になった。完璧な子どもだったと思う。成績優秀、人気者で、食料雑貨も注文すれば、洗い物もする。両親を笑わせた。僕は必要とされていたんだ。それでも、家に帰ると、自分がやんちゃ坊主なのか崇拝される子どもなのかわからなくなった」。

子どもたちがとる役割にはそれぞれ強みと弱みがあります。残念ながら、役割内で発達する技術というのは、恐れと恥を基盤としたものであることが多いので、これらの技術は極端な対処方法、反応方法となってしまいます。また、これらの対処行動には未発達の技術が含まれているので、問題は大きくなります。どのようにして物事を始めるかを知るのは大切なことですが、従うことを知らなければ、他人とかかわる際に問題を生じます。柔軟なのは良いことですが、自主決定を学んでいなければ、だまされたり、自分のニーズが満たされなくなったりする可能性があります。自分の権利を守り、自分の怒りを認めるのは大切なことですが、他の感情がわからなければ、親密になる機会を失ってしまいます。自立（自力本願）は素晴らしい美徳ですが、他人に対する信頼を犠牲にすれば、辛い孤独を生むことになります。回復の鍵はバランスを見出すことなのです。

嗜癖の悪化

遺伝的素因の役割を認めることなく、嗜癖の世代間伝達を論じることは不可能です。最近の脳化学研究から、嗜癖と耐性の生物学的基盤が明らかになっています。研究により、嗜癖は家系内で代々繰り返されることもわかっています。控えめに見積もって、物質嗜癖者全員の六〇％は、少なくとも一方の親が嗜癖者か、過去に嗜癖者でした。二つの研究と、出生間もなくに養子となったアルコホリックの子どもたちに関する研究は、深刻なアルコール問題を引き起こす危険性が四倍になるという有力な証拠を提示しています。アルコール症が生物学的影響を受けるということがわかっても、それは遺伝子が単独で深刻なアルコール問題を引き起こすという意味ではありません。一〇〇％の割合で癌や心臓病になる人がいないのと同様に、アルコホリックになることを運命づけられている人などいません。環境要因も重要な役割を果たします。

化学物質依存とともに育ったことを自覚している子どもたちはよく、大きくなっても飲酒や使用をしないと言いますが、実際は、彼らの多くが飲酒や使用を選択してしまうのです。彼らは、非嗜癖家族の子どもたちが同様の選択をするのとほぼ同じ年齢で、同様の理由により、飲酒や使用を始めます。こうした子どもたちは普通、十代（十三歳以上）前期にお酒を飲み始めます。この子どもたちは、仲間たちと同様、友だちに勧められて、あるいは好奇心や反抗心から、楽しむために飲むのです。彼らは大人になった気分を味わうために飲み、逃避するために飲みます。多くの場合、ティーンエイジャーはただ酔うためにお酒を飲みます。実験をしているのです。しかし、最も意味深いのは、彼らが〝親のようにはならない〟という信念を強めながら飲んでいることです。彼らは自分の親が化学物質依存者であることを認識しているかもしれませんが、嗜癖は意志の弱さに根ざしたものであり、コントロールの問題だと思い込んでいます。この信念が言わんとしているのは「アルコールや薬物が人にどんな影響を及ぼすのか、いやというほど見てきたし、十分にわかっている。私はそうならない」ということです。

混乱、恐れ、恥、無力感のなかで育った子どもたちにとって、アルコールと薬物が与えてくれるものは、それらが健康な家族で育った若者たちに与えるものよりも大きいのです。物質依存は、世代を超えて伝達される可能性が最も高い嗜癖ですが、子どもたちは（両）親と同じパターンを繰り返すまいとして、自分のニーズを満たすために別の物質を用いたり、別の行動をとったりすることも多いのです。家族内の嗜癖による影響を受けた子どもの場合は、アルコールや薬物でなければ、食物、金銭、セックスの障害かもしれません。

責任を負う子ども

責任を負う子どもにとって、アルコールは体の力を抜いてリラックスする助けとなります。彼らがお酒を飲むと、しらふのときほど生真面目ではなくなります。同様の人格変化は、飲酒をした人の大部分に生じるものですが、不健康なパターンにはまっている人の場合、アルコールが唯一不安を取り除いてくれるものとなっている可能性があります。彼らは飲酒をすると、自分には能力があると感じるのです――この感覚を持続させるために、最初の一杯が二杯目、三杯目となり、止まらなくなってしまうのです。このような人びとは、お酒を飲むと自分の感情にオープンになることができ、弱みを見せるようになります。そして、自分がリラックスしてオープンな態度でいるときは、他の人たちがいつもより肯定的に対応してくれることに気づきます。必ずしもこのことが彼らを化学物質依存にするわけではないのですが、飲酒する必要性を高め、心理的依存を引き起こします。

「僕はそんな完璧な子どもでした。勉強はできたし、イン・グループ（仲間集団）に入っていてとても満足していました。帰属感がありました。お似合いのガールフレンドもいました。僕の家族は、傍目には良い家族に見えました。大学へ行く頃には感情が麻痺して、混乱していました。でも、過去を振り返りはしませんでした。アルコールが狭い田舎町に行き渡るのをいやというほど見てきました。でも、深酒すると、飲酒が普通のことに思えてしまう。それで、毎晩寝酒をするようになったときも、毎晩酒を飲んだり、授業にウオッカの瓶を持ち込んだり、マウスウォッシュの瓶に酒を詰めたりする寮生は、他に誰もいないということがあまり気になりませんでした。僕はリラックスするために、苦しみを和らげるために、疎外感や漠然とした不安から逃れるために飲みました。でも、たいていは自分の感情を取り除いたり、隠したりするために飲みました。父に一番親しみを感じるのもそんなときでした」。

順応者

順応者にとって、アルコールは不全感を取り除いてくれるものです。アルコールやその他の薬物は彼らに偽の有力感を与えてくれます。アルコールや薬物の作用で、彼らは未知の選択肢に気づくかもしれません。本当の気持ちを感じたり、本当の問題について話したりするので、決断を下すのが容易になります。この新しく得たパワーにより、自信が強まります。しかしこれらの感覚や感情を維持するためには、さらに飲み続けるのが当然のことのように思えてきます。結局、アルコールは気分がよいという「存在状態」を提供するのです。アルコールが感情を体験する方法となってしまい、アルコールを使用しなければ感情は体験できないように思われるのです。この場合も、心理的依存を引き起こします。

「初めて口にしたときから、アルコールが大好きになった。私はまるで今にも爆発しそうな時限爆弾だった。人とかかわる方法、仲間に加わる方法をやっと見つけた。アルコールは私を楽にしてくれた。自分には能力がある、大丈夫だ、やっていけると感じさせてくれるものだった」。

なだめ役

アルコールは、多くのなだめ役にとって驚くべき効果を生じます。お酒の力を借りれば、彼らはもっと気軽に自分のことを話したり、自分には価値があると感じたりできるのです。薬物やアルコールは、なだめ役がもっと自己主張をし、自分勝手になるのを助けます。アルコールは、感じる力――怒る力さえ与えます。アルコールが自尊感情の増大、すなわち、もっと自分勝手になる手段を提供するのなら、一部のなだめ役はそういった感情に肯定的な反応をするでしょう。実際、彼らはこのような感情を強化するのを助けてくれるものが必要だと考えています。結局、アルコールが問題を解決してくれるものとなるのです。順応者や責任を負うアダルト・チルドレンと同様、多くのなだめ役は、たいてい二杯目、三杯目、四杯目、あるいはマリファナに手を出してしまいます。やがて、依存という心理的な罠が現実のものになるのです。

「私は幸せな子どもではなかった。いつも自分が好かれているかどうか確かめようとしていた。皆に気に入られようと一生懸命だった。でも、そうすると疲れてしまう。十三歳のときだったと思う。女友だちの家に行き、皆でスクリュードライバーを飲んだ。歩いて家に帰ったんだけど、自分の唇が麻痺しているのに気がついた。それが最高の気分だと思い、いつもこんなふうに感じられたらいいなと思った。それで、マリファナを吸い始めた。マリファナは最高だと思った。世界をまったく違った光の中で見ることができた。間もなく、毎日のようにマリファナを使うようになった。何とか持ちこたえるためにマリファナを使った。そして、何もかも忘れるためにお酒を飲んだ」。

行動化する子ども

アルコールと薬物は、問題ある子どもの多くにとって、反抗的な行動を象徴するトレードマークです。アルコールによって、彼らは自分に好感情をもてるようになるのです。アルコールは彼らに自分の能力に対する偽の自信感を与えます。行動化する子どもの大多数がアルコールや薬物を体験しますが、その一部は、すぐに乱用者になったり、嗜癖家庭で育った他の子どもたちより早期に化学物質依存を発症させたりします。

四十六歳になった今も、パティーは自分の怒りを行動化しています。彼女は怒れるティーンエイジャーでしたが、大人になってもずっと怒り続けています。大学の学位をもっているにもかかわらず、嗜癖が彼女の職歴の妨げとなり、バーテンダーをして生計を立ててきました。三度の結婚経験がありますが、彼女の二人の子どもたちは、それぞれの父親に育てられています。喧嘩早いことで知られる彼女は、自分の上司から警官まで、権威ある立場の人ならほとんど誰にでも食ってかかりました。その結果、今では喜んで彼女とかかわろうとする人はほとんどいなくなりました。

「使用と飲酒を始めたのは十二歳ぐらいのときでした。僕はすごく怒っていて、いつも問題を抱えていました。最初は、使用したり飲酒したりすると気分が落ち着いたんです。それに友だちともっとうまくつき合えるようになりました。やがて、ますますたくさんの問題を抱えるようになりました。当時はできるだけ外出するようにしていました。やがて、ますますたくさんの問題を抱えるようになったただけだということがわかったけれど、気にしませんでした。自分を癒してくれるもの、胸に空いた恐ろしい穴を埋めてくれて、何とかやっていけると感じさせてくれるものを見つけたんですから」。

ジョーはそのことを手短に述べています。「どんな役割でも演じることができました。自分が何者なのかわからず、一度も自分自身になることなく、次々と役を演じました。家族のなかの狂気の沙汰と虐待を憎みました。何もかもが手に負えなくなっていました。何もかもすべてがおかしかったし、嫌だった——母のヒステリー、父の飲酒。自殺したかったけど、そんな勇気はなかった。だからアルコールとドラッグに自殺の手伝いをさせたんです」。

第5章　恥のサークル

「自分の嗜癖について感じる恥は、子どもの頃、父のアルコール嗜癖について感じていた恥を精製し、純化したものです。感情のレベルでは、私は二回醸造された酒を飲んでいました」。

恥は、自分はできそこないだという、辛い感情がうっ積したものです。自分のことを不完全、不十分、あるいは「劣っている」と思うとき、私たちは恥を体験します。恥を別の言葉で言い表わすと、自分のことをバカ、愚か、醜い、汚い、きずもの、欠陥品などと思うことです。

恥の層を取り去ると、通常、その下に見捨てられ体験があることに気づきます。これは物理的見捨てられと情緒的見捨てられの両方のこともありますが、情緒的見捨てられだけの場合もあります。いずれの状況においても、見捨てられ体験は、子どもの発達にとって外傷的なものです。

物理的見捨てられ

一部の子どもたちの場合、見捨てられ体験は主に物理的なものです。物理的見捨てられが生じるのは、成長するために必要な物理的状態が以下の事項に該当する場合です。

●**適切な監督がされていない**　「私たちはしょっちゅう、姉と一緒に留守番をさせられた。でも姉も出かけてしまう。いつも子ども三人だけだった。一生懸命怖がらないようにした」。

●**十分な栄養や食事、衣服、住居、暖房、保護が与えられていない**　「基本的なものが揃っていなかった。下着や靴下をあまりもっていなくて、スリッパなんかはいたことがなかった。何かがないという感じがついてまわった。どうやって、どのくらいの間隔で体を清潔にすればいいのか、誰も教えてくれなかった。何を着ればいいのか、誰も言ってくれなかった。一度なんか、学校から電話があって、妹を迎えに来てお風呂に入れるように言われた。私たちは子どもだけで、一生懸命がんばった。自分たちで洗濯もしたし、食事の支度もした。物事をきちんと片付け、整理整頓を心がけたけど、自分たちの居場所はなかった」。

●**身体的・性的虐待**　「何が彼ら（両親）を怒らせるのか、私たちにはわからなかった。彼らはすぐに声を荒げたり、私たちを殴ったりした。母は何かと言いがかりをつけては、私を殴った。今まで同じことをしても何も言わなかったのに、次に同じことをすると、それを見とがめて殴る。ちゃんとお皿を洗わないと殴られた。全然わけがわからなかった」。

世話をする人が安全な環境を提供してくれなければ、世の中は危険な場所だ、人を信頼すべきではない、自分は肯定的な注目や適切な世話に値しないなどと思い込んだまま成長します。このような生き方は、変え方を知らないまま受け入れるレガシー（新しいものが出現したのに、完全に捨て去ることができない古い技術や仕様など）となってしまいます。

情緒的見捨てられ

「ときどき、自分は情緒的に見捨てられているような気がする。そもそも自分は望まれていないのだと感じるときがある」。

物理的見捨てられを経験した子どもたちが情緒的見捨てられ体験にも苦しむことはありますが、後者のみを経験することの方が多いのです。情緒的見捨てられと解釈されているものに二通りあります。

（1）見捨てられたと感じるのは、親が子どものニーズや欲求に無関心な場合、あるいは親（もしくは他の主要介護者）に情緒的余裕がなく、それが長期間続いている場合です。彼らは子どもが必要としている支えと愛を提供しないのです。

（2） 見捨てられが生じるのは、受け入れられるため、または拒絶されないために、自分の一部を隠さなければならないときです。隠すようになってしまった部分とは、次のようなことです。

●**間違い**　多くの子どもたちにとって、間違いを犯すこと、完璧でないことは懲罰的な反応を引き出す。

●**感　情**　自分の感じ方は間違っているとかオーケーではないと言われている。「何を泣くことがあるものか。泣きやまないと、本当に泣きたくなるようなことをするからね」「そんなのはたいして辛いことじゃない」「怒る理由なんか何もないだろう」。これは、ときどき親が子どもにイライラしてこのようなことを言う場合でなく、常習的に子どもの感情を軽視している家族状況を指している。

●**ニーズ**　他の皆のニーズが、自分のニーズより重要に思え、他の人のニーズに応えることが、関心を引く唯一の方法となっている。

●**成　功**　何かを成し遂げても、業績は認められず、多くは軽視され、子どもを辱めるための武器として使われることさえある。

その他の見捨てられ行為が生じるのは、以下の場合です。

●親の期待に応えられない――親の期待が非現実的かつ年齢不相応なものであるため。たとえば、八歳の女の子に歯医者の予約を覚えていることを期待したり、十二歳の男の子に何時間も弟妹の世話をすることを期待したりする。

●他人の行動の責任をとらされる、また、いつも親やきょうだいの行動や感情に対する責任を押しつけられる。

●否定される対象が、特定の行動よりも自分の全存在や同一性である。これには、宿題を済ませていないとき価値のない人間だと言われること、試合で最後の球を取り損ねたから、優秀な運動選手になれないと言われること、などが含まれる。人間としての自分の価値と自分の行動とが区別されていない。

見捨てられと境界

親が歪んだ境界感覚——親と子どもの境界——をもっていると、子どもたちは見捨てられたと感じます。このようなことが起きるのは以下の場合です。

●子どもは自分とは明確な境界を画す別個の存在であると、親が考えていない。

●親が子どもに自分の延長であることを求め、自分の夢を果たしてくれることを期待している。

●親が自分の感情、思考、行動の責任をとろうとせず、子どもが自分に代わって責任をとってくれることを期待している。

● 親の自尊心が、子どもの行動から引き出されている。また親のニーズが子どものニーズに優先する。
● 親子の区別がなく、親と対等な仲間のように扱われる。

子どもたちが自分の価値観を発達させているときに、このようなことが同時に生じると、自分は不完全だという信念の基盤が形成され、それが有害な恥感情の中核となります。

親が子どもの境界を尊重せず、境界を侵犯すると、親は子どもを人間として尊重していないというメッセージを与えることになります。それは「自分には価値がない」というメッセージとして内在化されます。子どもとの境界を認めない親は、「おまえは私のニーズを満たすために存在している」「私はおまえより大切な人間だ」「個別の感情、欲望、ニーズをもつ自分自身であってはならない」といったメッセージを与えることになります。このようなメッセージは、子どもたちは他の人の役に立つために、自分自身をあきらめなければならないと暗に言っているのです。その結果、「別個のニーズ、欲求、感情をもっている自分は悪い子だ」「個としての自分には価値がない」という信念の内在化が生じます。境界の歪みによって生じる慢性的な見捨てられにさらされていると、私たちは恐れと自分の価値に対する疑いを抱いたまま生きることになります。

自分の価値と同一性を形成する際、見捨てられに加え、境界が歪んでいたりあいまいだったりすると、恥と恐れが生じます。

見捨てられ体験　＋　歪んだ／あいまいな境界　＝　恥と恐れ

生き残ることは、苦痛から自分の身を守ることとかかわっています。図が示しているのは、人が苦痛から守り、苦痛に反応し、自分の恥を覆い隠すためのさまざまな方法です。

完璧主義

完璧主義の原動力は、ある人の行動が完璧であれば、批判される理由がないので、悩む理由もないだろうという信念です。完璧主義の子どもは、自分は何をやっても満足にできないということを学習します。その結果、自分に好感情をもてるように、また苦痛の原因を取り除くために奮闘努力を続けながら、彼らは人に秀でるよう、何としても一番になるよう、常に自分を駆り立てています。でも、多くの場合、それは自分のためなのです。

きわめて完璧主義的な人びとは、たいてい

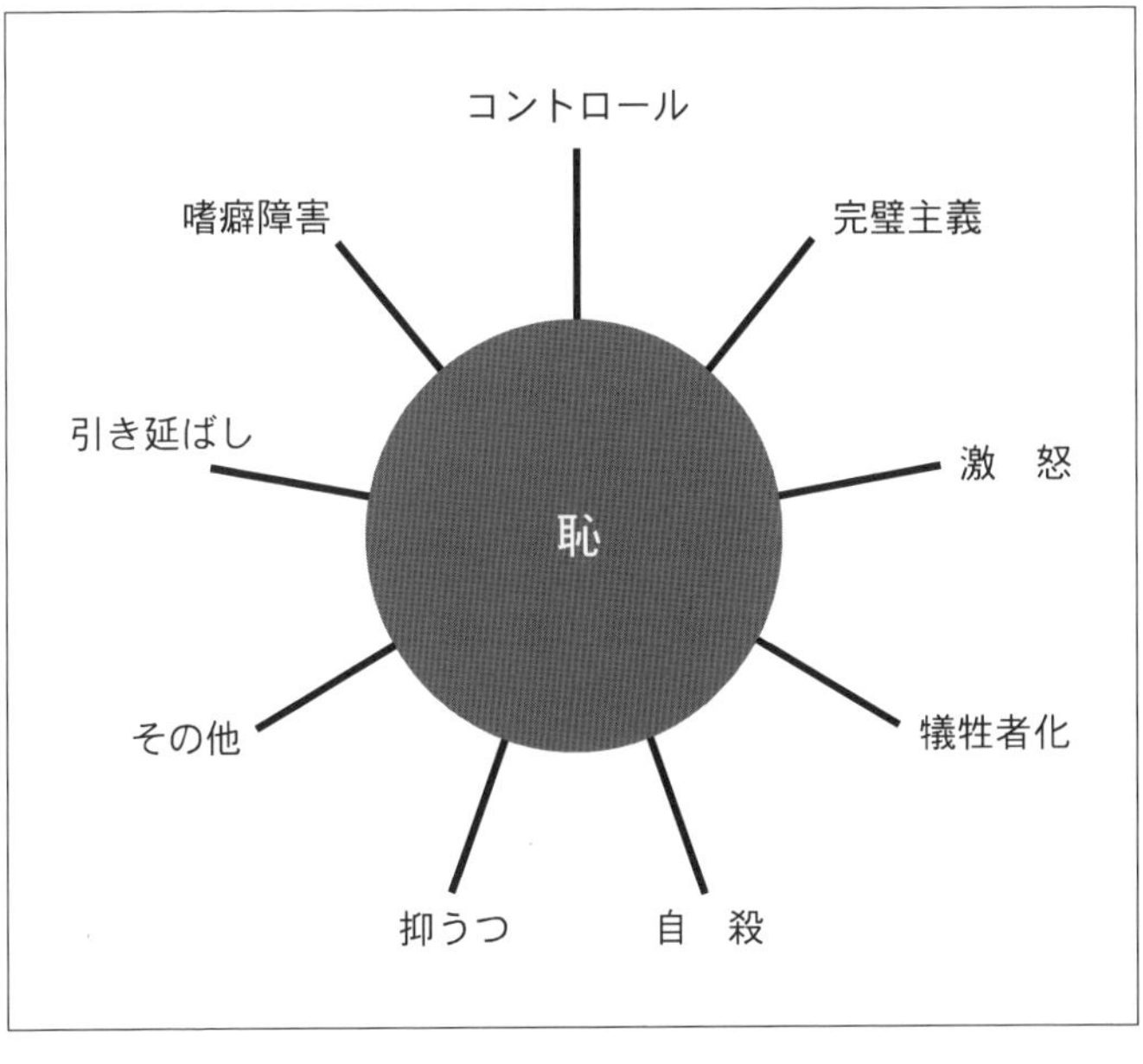

硬直した家庭環境で育った人です。硬直性は、親が子どもに非現実的な期待をかけたり、彼らが自分自身に非現実的な期待をかけたりするという形をとることがあります。このような状況で、私たちは親の期待を内在化させます。硬直性は、親の承認を得るため、拒絶されることに対する恐れを軽減するため、物事を「正しく」行なう必要があると子どもたちが感じているという形で表われることもあります。ほとんどの子どもたちは、「正しい」ということを間違いの余地がないという意味だと理解しています。

子どもの頃、私たちは前向きに努力するよう教えられました。休息したり、精神的な喜びや満足を得たりする時間や場所は、まったくありませんでした。

業績判断基準としての完璧は、私たちが基準に達することは絶対にないということを意味します。そして、基準に達していないということは、善か悪か、優れているか劣っているかについて、他の人たちと比較することにつながります。必然的に、人と比べて自分は劣っていると感じることになります。この他人と比較するということは、ますます恥を生み続ける主要な方法の一つです。私たちは、自分が外部からされたのと同じことを自分の内面で続けているのです。決して自分の努力が満足もしくは十分なものと感じられることはないので、十分とはどの程度のことなのかという内的な感覚を発達させることがなかったのです。

「私が発達させたのは、一番以外は失敗だという完璧主義思考だった」。

引き延ばし

プロジェクトを開始しても完成させない、プロジェクトを考案しても着手しようとしないといった引き延ばしは、多くの場合、恥を重ねるのを防ぐための試みです。完璧主義と引き延ばしは、密接に結びついています。完璧に物事を行ないたいと思って引き延ばしにする人がいます。この人たちはどんなにがんばっても決して十分とは認めないので、あるいは自分の努力に満足することがないので、やめてしまったり、手を出さないほうが安全だと考えたりします。

そのほかの場合、あまりにもわずかな注目しか受けなかったので、私たちにはプロジェクトを完成させることはおろか、始める気力さえなかったのです。何かをして――絵を描いたり、物語を書いたりして、喜んでそれを母親や父親に見せると、一瞥しただけでそのへんに放っておいたり、それっきりなくしてしまったりというようなことばかりでした。学校のプロジェクトや宿題を完成させるのに正の強化が与えられなければ、子どもたちは両価感情を抱いてそれらの課題を行なうことになります。私たちは〝誰も気にかけてくれない〟と思い込み、〝気にすることなどあるものか〟という態度をとるようになります。その結果が引き延ばしです。

自分の努力のために屈辱を受けると、自分は不完全なのだとか、愚かなのだと感じるかもしれません。そういったことが起こると、私たちは自分を守る方法を見つけて、自分が本当にできそこないだと証明するようなことには一切かかわらないようにします。また、いつも自分よりできる人と比べられていると、やる気を失ってしまいます。

トムはいつも二人の兄と比べられていたと言います。「二人の兄ははっきりものを言った。頭の回転が早く、学校の成績も良かった。僕は物事を理解するのに時間がかかった。兄たちほど数学や科学に興味がなかった。もっと興味があったのは、友だちなんだ。だから、学校では苦労した。両親はあまり助けてくれなくて、励ましといえば〝兄さんたちのようになりなさい〟という言葉だけ。あきらめるしかなかった。僕は兄たちとは違っていたし、兄たちのようになりたいとも思わなかった」。

引き延ばしに混じっているのは怒り、「見ているがいい――私はこれを終わらせないからね」、あるいは「一部分だけやって、最善を尽くさない」という態度として示される怒りかもしれません。この態度に内在しているのは「私の行為ではなく、私自身を好きになってほしい」という叫びです。硬直性がルールとなっている家族では、間違いを犯したり、危険を冒したり、人と違ったり、注目を浴びたりしてはいけないので、この人たちは何も始めないようにすること、始めたものを終わらせないようにすることを学びます。このような育ち方をした人は、驚いたことに、何一つとしてやり遂げることがないのです。

「車を運転していて少しでも間違えると、父から罵倒された。もちろん、涙を流しながら、不満と怒りを抱えたまま運転するのは大変だった。十八歳までに四回仮免許を取った。免許を取るのに十分な勇気が出たのは二十二歳、高速道路を走ったのは二十七歳のときだった。今でも新しいことに挑戦するのが怖い。新しいことを始めるのは先延ばしにして、たいていやらないで終わってしまう」。

犠牲者化（被害者化、被害化）

「自分は立派ではない」「自分には価値がない」「他の人は自分より重要だ」「他の人は自分よりも価値がある」という信念を内在化させていると、限界を設けることが難しくなります。NOの言い方がわからなくなるのです。私たちは適切な境界にもがき苦しみ、しばしば境界をもたなかったり、境界が損傷していたりします。自分の価値を信じていないことと、それにともなう技術を培っていないことが重なって、犠牲者化を招くのです。

犠牲者（被害者）は、自分の知覚を信用することを学んでおらず、他人の知覚のほうが正確だと思い込んでいます。いつも他人を好意的に解釈し、他人の書いたシナリオに沿って行動しようとします。犠牲者は疑いをもたない傾向があります。しゃべるな、感じるな、信じるな、という家族のルールに加え、疑問をもつな、考えるなというルールも習得しています。

自分の価値を信じていないと、自分がニーズをもっていることにさえ気づかないことが多く、その結果、自分のことにかまわなくなります。この人たちは、傷つけられたり、失望したり、虐待されたりすることにともなう怒りや憤りを感じることができず、危険な状況のなかで機能します。何が必要なのか、何が欲しいのかと尋ねられても、犠牲者は文字通りそれがわからないことが多いのです。

犠牲者反応（被害者反応）は、自分が無力だという信念がもたらしたものですが、激しい精神的苦痛に対する反応であることは明らかです。これは無力感のもたらした結果であるばかりか、一種の防衛でもあります。この人たちは自主性を他人に引き渡したり、放棄したりすることは、このうえなく著しい苦痛を引き起こすことはないと考えています。

犠牲者は苦痛と不適切な行動に対して、高い耐性をもつようになります。この人たちは自分の人生における出来事や感情を合理化したり、過小評価したり、しばしば断固否定したりする技術に高度に熟練することにより、自分自身から情緒的に切り離された状態になります。この人たちはなかなか他人の行動を有害なものとは認めません。それを認めると、無力感が増したり、さらに多くの問題を引き起こしたりすると考えているからです。

犠牲者のなかには、孤立している人がいます。もっと人前に出て行く人は、しばしば犠牲者／殉教者の役割を演じます。「私がどんなふうに犠牲になるのか見て。私にこんなことをするなんて、なんてひどい人たち。でも私は耐えるしかない」。犠牲者となることが、サイクルの一環になります。犠牲者は、見捨てられたり、利用されたり、虐待されたりしたために、すでに自分に対して悪感情を抱いています。この人たちは、自分に安全と安心をもたらすような行動をとらず、そのため、さらに苛酷な見捨てられや虐待を招く結果となります。

通常、自分の恥が大きければ大きいほど、人は、恥を感じている他人を自分の人生に引き寄せようとします。ほとんどの場合、この他人は責任を引き受け、物事を起こすことのできる人、犠牲者の脆弱性と結びつくことによって、自分が強くなったと感じる人のようです。当事者二人に特定の経歴があれば、この誘引力が働き、力のあるほうが犠牲者を情緒的または身体的に虐待するという結果になります。

必ずといっていいほど、犠牲者は親密な関係のなかで自分を守ることができません。たとえば、慈しみと保護を必死に求めていると、他人との間に安全かつ適切な境界を築くことが難しくなります。この人たちは自分を軽視し、愛着を覚えている人を理想化して、ますます判断を鈍らせてしまう傾向があります。この防御様式により、危険を正確に判断することが難しくなってしまいます。

「私は男女関係のことが全然わかっていなかった。関係のなかで何を与えるのがふさわしいのかわからなかったので、ただ与え続けた。自分のニーズが何かわからなかった。欲しいものをもらうにはどうすればいいのかわからなかった。何が欲しいのかもわからなかった。私のことを本当に気にかけてくれる人も、関心をもってくれる人もいないことがわかっていた。自分のニーズが満たされたことなどなかったから、それを期待することもなかった。次々と関係を結んだけど、みな同じようなものだった。皆私を利用した。しょっちゅうひっぱたかれた。どの関係も、得たものよりも失ったもののほうが大きかった」。

上記の理由により、男女を問わず、恥に満ちた人は犠牲者化を繰り返す危険性が大きいのです。

「ヒッチハイクをすると、男たちは私を乗せてくれるけど、自分たちの欲しいものを手に入れるまでは離してくれない。そのうち私は車から放り出され、また親指を突き出す」。

激怒

激怒（激しい怒り）は、恐れ、怒り、屈辱、恥を溜めるタンクです。激怒は、それ以上の苦痛から身を守るためのものです。また、苦痛に耐えきれなくなったり、耐える気力がなくなったりした場合の防衛でもあります。情緒的には、非常に追い詰められていて、他の技術がない場合に、聞いて、見て、大事にしてもらおうとする試みです。多くの場合、激怒はどうしようもない無力感を埋め合わせる行動です。恐れをともなう慢性的な無力感を抱えて生きてきた人にとって、怒りに満ちた行動は、有力感を与えてくれるものなのです。空虚感、無力感、苦痛から自分を守るための方法を激怒以外に知らなければ、即座にその方法を選択します。

「怒り狂っているときは不全感や欠損感を感じない。感じているのは、偽の有力感かもしれない。だけど、無力感しか知らなければ、無力よりは偽の力を取るよ」。

怒りに満ちた行動はまた、人びとを遠ざけることによって保護を提供します。結果として、他の人は、激怒している人の心——本人は醜いと思い込んでいます——を見抜くことができません。たいていの場合、怒りに満ちた人びとは、激怒とともに育っています。したがって激怒は、話を聞いてもらったり、コントロールを得たりしようとする場合の唯一のモデルであることが多いのです。

また、防衛としての激怒は、恥を他人に転移することによって保護を提供します。怒りが充満していることが外見からもわかる人は、意識しているか否かにかかわらず、進んで虐待や恥を受ける人を選びます。この人たちはしばしば、自分の激しい怒りの慢性的な犠牲者となる人たちと一緒に暮らすことがあります。あるいは、比較的短期間しか一つの場所にとどまらず、すぐに嫌気がさしてしまうので、いつも動き回っています。

「いつも答えを外に求めていた。人生はひどく混乱していて、何をしても状況は悪くなるばかりだった。とても寂しくて、怖かった。ひどく空しい感じがしたけど、どうしてなのかわからなかった。アルコールと激しい怒りが自分の出した答えだった。両方とも、病みつきになった」。

成長するにつれて私たちは、怒りは表現しても安全な感情だと考えるようになるのかもしれません。そのため、他の弱点を怒りで隠すようになります。たいていの場合、怒りに満ちた人びとは、その他の感情の兆候を示すことがありません。彼らは何かのきっかけで爆発するまで、自分の感情をすべて厳しく抑制しています。何の感情の兆候もなく、突然激しい怒りを他の人にぶつけることがあります――私はこれを「マシンガン炸裂」と呼んでいます。それはおそらく、職場での手厳しいメモ、ウエイターやガソリンスタンドの従業員に非難を浴びせるなどの形をとります。

たいていの場合、激怒している人には「片方の手にガソリンの缶を、もう片方の手に火のついたマッチを持っている人」という表現がぴったりと当てはまります。
外に向かって慢性的な怒りを表出する人もいますが、内在化した、くすぶり続ける怒り――静かな怒り――を抱えている人もいます。怒りは、抑制され、内在化されると増大します。怒りが募ると、慢性的な苦痛や抑うつが生じます。怒りのはけ口がないと、一度の重大な敵対行為として突然爆発する傾向が強くなります。

その例が、大々的に報道されている校内暴力行為です。アーカンソー州ジョーンズバラ、ケンタッキー州西パデューカ、オレゴン州スプリングビルでの乱射事件の後、十代の銃撃犯たちは全員、事件前には攻撃性を示していなかったとされました。しかし、調査を進めるうち、これらの問題少年は激しい怒りを内に秘めており、殺傷事件によってそれが明らかになったということがわかったのです。

十二人の学友と教師一人を殺して自殺したコロンバイン・ハイスクールの三年生二人でさえ、彼らを知る人によれば、変わってはいたが明らかに暴力的なところはなかったといいます。しかしながら、これらすべての事件において強調されているメッセージはすでに明らかです――外見は、内面で起こっていることを忠実に示しているとは限らないのです。

怒りに満ちた行動は、単にうっ積した感情がもたらした結果ではありません。辛い感情に耐えられなくなったり、葛藤を解決できなかったり、選択肢や選択の範囲を認識できなかったりしたことが重なった結果なのです。後者はそれだけでも、嗜癖とともに育ったことで生じる結果として共通に見られます。

「母はアルコールと薬物に嗜癖し、父は自分の激しい怒りに嗜癖していた。父は何にでもすぐカッとなった。怒ってわめき散らし、人をボロクソに言うんだ。実際、楽しんでやっているみたいだった。まるで映画のシーンみたいだったけど、僕たちにとってはリアル以外の何ものでもなかった。自分は父みたいになるまいと誓ったけど、今の自分は父とまったく同じことをしている。父が怒り狂っているときに感じていた気分の高揚やパワーがよくわかる。でも、それが僕の人生を台無しにしてるんだ」。

うつ（病）

残念なことですが、うつ病の人についての典型的な描写は、睡眠過多で食欲がなく、自殺傾向がある人というものです。この描写は、うつの連続体の重症の極みを表わしたもので、うつ状態の大人の多くは日常的に機能しており、自分の責任の大部分を果たしています。結局そうすることが、彼らが生き残るための方法（モード）なのです。思い出してください。「外見は問題のない」(looking good)子どもたちは、「内面的にはゆっくりと死につつあるのに、外面的には元気でやっている」ように見えることが多いことを。嗜癖家庭の子どもは、区画化の技術を発達させます。この人たちは、夜、泣き疲れて眠ってしまったり、怒って暴言を吐いたり、怖がって隠れたりするかもしれませんが、学校では自分の気持ちや経験を話しません。自分は元気でやっているし、人生はうまくいっている、まったく問題はないことを世間に示しているのです。憂うつな様子を見せない偽の自己を装っていますが、本当の自己、すなわち感情的・霊的自己は大きな絶望を感じています。私たちは何日も、何週間も、何カ月も、何年間もそうしてきました。やがてこれは一つの技術となり、私たちはこの技術を生活のさまざまな領域に持ち込むようになったのです。その結果、多くのアダルト・チルドレンは、明らかなうつ症状を呈していなくても、歩行可能な負傷者、すなわち「隠れたうつ病」の一端を成しているのです。

抑うつを隠し続けるため、この人たちのうち、うつ状態にある人たちは他人との親密な分かち合いを避けたり、自分の本当の気持ち、また内面の絶望や空虚をわかってくれるかもしれない友人と長時間過ごすのを避けたりします。しばしば、忙しさや職務遂行という防衛に依存します。意図的に他のことや他の人に注意を向けます。この人たちはとても有能な人に見えますが、「私のことは何も聞かないで。追い詰めないで」という不可解な力の場を作り出しているようにも見えます。

うつでいることは結構難しいのです。うつを恥じている場合——うつの原因を恥じ、さらにうつ状態の自分を恥じている——は、もっと難しくなります。

うつ病は複雑なものであり、さまざまな取り組みがなされています。多くの場合、うつ病は生化学的アンバランスまたは神経化学的障害であり、抗うつ剤による治療が最も有効です。うつ病は家族単位で発病する傾向があることから、専門家の間では、うつ病になりやすい生理的素因が存在する可能性があることが一般的に認められています。しかし、化学作用によるうつ病は、外的経験によっても引き起こされます。たいていの場合うつ病は、常に悲観的で混乱した世界観がもたらした結果なのです。嗜癖とともに暮らしていると、必ず否定的で混乱したものの見方をするようになります。また、うつ病はしばしば、喪失の結果、そして悲しみに終止符を打つのに必要なグリーフ・ワークができなかった結果として生じます。これは病的な悲嘆（グリーフ）と言うことができます。後者は、隠れたうつ病を悪化させることが最も多いので。

注　うつ病については有資格医師による評価診断を受けてください。

非常に大きな喪失は、根底に恥が存在する家族で育ったことと関係があります。否認を中核とした家族では、正直に話すのはよくないこととされることが多く、苦しみを乗り越える方法がないために、喪失感が増幅されます。生活上の出来事にともなって生じた傷つき、失望、恐れ、怒りがすべて渦を巻き、内在化されるのです。そこに「自分が悪い」または「自分には価値がない」という信念が加わった場合、なぜ自分には価値がないと思い込み、本当の自己を他人から隠そうとするようになるのかは一目瞭然です。三十五歳であろうと五十五歳であろうと、結局は突然壁に突き当たってしまいます。いつかは、隠しておくという重荷に耐えきれなくなり、これらの防護や、長い間ずっと自分を動かし続けていたコントロールのメカニズムが停止します。うつ病が発症するか、区画化（compartmentalize）の能力が減退して、抑うつを隠せなくなってしまうか、そのどちらかなのです。

「うつでなくなってはじめて、自分がうつだったことに気がつきました。ずっとこんなふうに生きてきました。ちゃんと役目を果たしていたし、世の中を渡ってきました。良い仕事に就き、家族もいましたが、喜びを感じたことはありませんでした。それにソーシャル・スキル（社会能力）が高かったので、何年間も、私がどんな気持ちでいるのか誰も知りませんでした。そんなある日、もう取り繕うことができなくなってしまったのです。使い古した防衛がまったく役に立たなくなってしまったのです。まるで、迫ってくる、見えない壁を叩いているようでした」。

うつ病と嗜癖

うつ病はたいていの場合、嗜癖障害の陰に隠れています。今日では、さまざまな嗜癖と手を切ってしらふになったとき、長年にわたる恥、苦痛、無力感によってしばしば臨床的うつ病が悪化することがわかっています。理論上、嗜癖的関係性は、明らかなうつ症状の脅威を軽減するものであれば、物質、人、活動など、何に対しても築くことができます。嗜癖的関係性を構築するため、防衛はしばしば、その人の感情状態を恥辱から誇大へ、自分は無価値だという感覚から非常に価値があるという感覚や幸福感へと変化させます。嗜癖はいつでも「より少ない、より劣った（less than）」から「より多い、より良い（better than）」へと人を引き寄せます。薬物やアルコールによる明白な作用のほか、身体的暴力の興奮、観客の拍手喝采、性的征服、株取引での大儲けによる気分の高揚により、人はす。

「ハイ」になることができます。男性の社会化は一般的に、彼らを覚醒型の行動に駆り立てるものでです。

　苦痛、恥辱、抑うつからひたすら逃れようとしている人がいます。彼らが求めるのは、アルコール、鎮痛剤、強迫的過食などの欲求充足的薬物と称されるものです。さまざまな嗜癖のなかには、欲求充足的なものと危険を厭わない覚醒行動の両方があります。ある種のギャンブル行為は、比較的落ち着いたものです（スロット・マシーンなど）が、その他のもの（競馬やデイ・トレーディングなど）は覚醒的なものです。一部の性行動は鎮静行動ですが、危険を喚起する性行動もあります。強迫的過食は、最も高い頻度で無力感と抑うつにともなって生じる恥に対する鎮静反応を生じます。

　社会としては、歩行可能な負傷者、すなわち自分の問題を否認している人びとのほうに敬意を払っているので、人びとがうつ病を覆い隠す必要性を作り出しています。社会化と嗜癖的生育歴が重なり合うと、男性にとって感情の問題は、ますます恥をともなったものになります。男性は女性の四倍自殺しやすいことは驚くに値しないでしょう。文化的にも、男性は危険を顧みない行動に出ることが奨励され、期待されています。その結果、男性は女性よりもうつ病を嗜癖で覆い隠そうとすることがますます多くなるのです。

　多くのアダルト・チルドレンが明白なうつ症状を呈するまでには、ふつう長期にわたって慢性的なうつ病が隠れているのであり、それがついに爆発しただけのことなのです。

嗜癖障害

「最初にお酒を飲んだときのことを覚えている。十一歳だった。味はきらいだったけど、気分が良くなったし、よく効いた。ものすごく気分が悪くなって、もう飲むまいと堅く誓ったけど、やめられなかった。酔っていたのは、心にものすごく大きな穴が空いていたからだ。アルコールや他のドラッグは、その穴を埋めてくれた。アルコールとドラッグが解決法になった」。

根底に苦痛が存在する家族で育つと、私たちは苦しみを和らげるために自分の外に即答を求めることが多くなります。この耐え難い苦痛から何とかして逃れなければなりません。深い孤独と恐れを取り去ってくれる誰か、または何かが、私たちには必要なので、気分が変わるような経験を求めます。逃避する必要があるのです。恥に満ちた環境で育ち、苦痛の原因が外的なものである場合、問題の解決法は外部にのみ存在し、その解決法は物質や行動というメディケーター（投薬器具）を通して取り入れるものだと信じ込むようになります。

物質嗜癖には、食物、特に糖類とでんぷん類への依存、カフェイン、ニコチン、アルコール、その他の薬物への依存が含まれることがあります。違法薬物を除けば、これらの物質は私たちの文化と切り離せない関係にあり、社会的に認められ、支持されているため、最初のうち乱用者は、いかに不健康な方法でこれらの物質を使用しているのか自覚するのが難しいのです。

苦痛を一時的にコントロールするほか、使用・乱用物質はしばしば、私たちが自力で見つける方法を知らない何かを与えてくれます。たとえば、アルコールは無力感しか知らなかった人に有力感を与えることがあります。欠如感を抱いている人に勇気や自信を与えることもあります。もちろんこれは、薬物誘発性の一時的なもので偽物なのですが、多くの人にとっては、偽の勇気でもないよりはましなのです。孤立して疎外感を抱いている人にとって、アルコールは人びととの触れ合いを容易にしてくれるものです。「お酒を少しもらえば、私は生き返る。自分を壁際から引き離し、気がつくと話をしたり、笑ったり、話を聴いたりしている。人びとが私の相手をしてくれているのがわかる。それがうれしい」。このような考えは、その人が嗜癖に陥っていることを示すわけではありませんが、他の人とのつながりに飢えていることを示しています。この場合アルコールは、完全無欠だと感じるための補強材となっています。

あまりにも真面目な人生を送ってきたため、遊んだり笑ったりするために時間を取ったことのない人に、アルコールはリラックスする機会を与えてくれます。アリスは「ずっと人の世話をして人生を過ごしてきました。いつも忙しかったのです。自分が仕事を片付けなければ世界が終わると思いながら、毎日やることのリストを作ります。楽しむ機会を逃したとは思いませんでした――楽しいことなんて、私の人生とは無縁でしたから。二十六歳になるまで、お酒を飲んだことはありませんでした。どうして飲み始めたのかもわかりません。最初に何回か飲んだとき、他の人たちと一緒に声を立てて笑っている自分に気がついて怖くなりました。今でも覚えているけど、自分は愚かなことをしていると思いました。その反面、魅力もありました。自分の別の部分がそこに全部あって、今まで知らなかったけど、知ってもいいような気がする……そんな感じでした。アルコールを飲んでリラックスすることがますます魅力的になりました。このことは今夜決めなくていいや、とか自分でやらなくてもいいや、と思いました。すぐに、全然やらなくてもいいってこと、になってしまいました。楽しんでいたし、リラックスしていたんです」。

アリスはアルコールなしでリラックスする術を知らなかったので、結局アルコール依存になってしまいました。彼女は、他の多くの人と同様に完全性を求めていました。しかし、彼女がその片鱗をみたのは「お酒の力を借りて」でした。

嗜癖行動は、それが物質嗜癖であろうと過程（プロセス）嗜癖であろうと、勇気、自信、笑い、力、コントロールなど、自力で手に入れる方法がわからないものを与えてくれたり、私たちが恐れている自分の一部——自分の感情——を軽減してくれたりします。一般的な過程嗜癖は、ギャンブル、浪費、性行動などの強迫的行動から、関係依存および仕事嗜癖まで多岐にわたっています。強迫的に忙しいということもあるかもしれません。自分と距離を置くため、自分から気を逸らすため、痛み、恐れ、怒りを忘れるために、私たちはこれらをすべて使うことができるのです。また、これらの嗜癖行動により、私たちは自分の感情をコントロールして嫌な気分になるのを避けられるようになります。また、嗜癖行動により、人生において本当は自分がいかにコントロール不能であるかを知ることもあります。多くの強迫行動は、昂進して生活のバランスを壊さない限り、無害な活動なのです。たとえばエクササイズは、やり過ぎて体を痛めない限り、健康的な活動です。嗜癖とは、ほどほどの感覚をもたずに極端な生活を送ることです。

フェリシアが言いました。「食物は愛でした。食物は関心でした。そして、父とつながり、母から独立して母に反抗する手段だったのです。食物は答えでした。解決法でもあり、友だちでもありました。食物はコントロールの問題でした。私は食物をコントロールしたり、管理したりすることを学びませんでした。私が学んだのは、反抗の仕方、コソコソする方法、どのようにして不正直になるか、それだけでした」。

拒食、排出（purging）、強迫的過食は、自分自身に向けられた怒りなのかもしれません。悪い自分を罰しているのかもしれません。拒食症者は、恥に応じて目に見えない存在になるために、文字通り自分を飢餓に陥らせているのかもしれません。拒食症者も過食症者も完璧――恥に根ざした――を求めているのかもしれません。

「4年生になるまでには、食べ物のことばかり考えるようになっていました。母がお酒の中毒なのと同じように、自分はコカコーラ中毒なのだと得意げに自分に言い聞かせていました」。

「ここ何年も、朝食はカフェインとチョコレートです」。

関係嗜癖は、自分の価値を確認するため、特定の人間関係にとどまることへの依存です。私たちは人との関係を自分の価値証明として利用します。自分の恥を軽減し自分自身と正面から向き合うのを避けるために他の人を利用するのです。関係から離れることがとても恐ろしいのです。一人でいると、しばしば自分の空虚に触れることになりますが、自分に価値がないために空虚なのだと解釈してしまいます。関係にとどまることにより、私たちは自分の痛みから気を逸らし、他人に専念することができるのです。このことの問題は、この人たちがしばしば、人を傷つけるような行動を容認し、自己主張をせず、関係のなかで成長を遂げないということです。この人たちは、自分の幸福を犠牲にして関係を維持したり、始めたりするために、どんなことでもするでしょう。

関係者にとっても同様に意外なことですが、物質乱用とともに育った子どもたちが、物質乱用者から別の種類の嗜癖をもつ人と結婚する（しばしば二回以上）ことはよく知られています。アダルト・チャイルド問題が、いかにして関係嗜癖に陥る可能性を高めるかということ以外に、以下の要因が挙げられます。

●年齢と関係があるのですが、私たちがパートナーと出会う時期は、彼/彼女の嗜癖障害の初期段階である可能性が高いのです。おそらく、同様の年齢だったときの親を私たちは知りません。記憶できる年齢になるまでには、親は嗜癖の中期または後期に入っているので、初期の段階では私たちは嗜癖に気づかないのです。

●嗜癖一般を理解しておらず、一つの家族の枠組みしかもっていません。私たちのパートナーとなる相手は、私たちが一緒に育ったものとは違う物質や行動に嗜癖しているので、明白な類似性を見出せないのです。私たちはアルコホリックだった自分の親のような人とは絶対に結婚するまいとして、ほとんど飲まないかまったく飲まない人と結婚するかもしれません。しかし驚いたことに、パートナーは結局、コカインなどの薬物に対する嗜癖、あるいはギャンブル問題、セックス嗜癖などの過程嗜癖に陥ってしまうのです。

●私たちは自分のパートナーに問題があることを認めますが、その問題は何とか処理できると自分に言い聞かせます。自分の親の問題を処理してきたのだから、この問題も処理できるはずです。何を期待すべきかわかっているんだから、自分には強みがあると思い込み、「この人の場合は、それほどひどくないだろう」と自分に言い聞かせるのです。貧弱な期待、否認、低い自尊心によって健康な選択が妨げられます。

セックス嗜癖は、苦痛の緩和剤または治療薬として働く性的刺激を使用することです。これは無力感を克服する力を手に入れる偽の方法でもあります。強迫的な性体験は、一時的に温もりと見せかけの愛を与えることができます。あるいは、強迫的な性体験は怒りの表現にもなり得ます。これらの体験によって、自分は愛すべき、価値のある人間だと一時的に確認できるかもしれませんが、その間もずっと自分は欠陥人間だという確信は強まっているのです。セックス嗜癖は、中心的なものが何であるかによって、強迫的マスターベーションから、ポルノ物の使用、露出症、わいせつ電話、窃視症、複数の性的関係、買春などまで、多種多様です。嗜癖者にとって、性体験は栄養源であり、エネルギーの中心であり、刺激のもとなのです。また、苦痛と不安の治療薬、成功に対する報酬、感情のバランスを保つ手段でもあります。

「とても苦しくて、ずっと苦しみから逃れる方法を探していた。子どもの頃は、それが食べ物だったり、ファンタジーを読むことだったり、テレビだったりした。いつも安全な場所を探していたけど、安心を感じたことはなかった。自分をよく思ったことも、十分能力があると思ったこともなかった。何をやっても満たされなかった。自分のセックス嗜癖はそのことと関係があると思う。金を払えば、女に拒否されることはない。そういう女たちは安全だ。女を漁る儀式にとり憑かれた。僕はまたファンタジーの世界に入り込んでいた。自分が感じているプレッシャーも、生活につきものの不安も全部消えてしまう。その後は、罪悪感と恥辱感が戻ってくる。しかも、ますますひどくなって。それで危険を冒してまたハントに出かけるんだ」。

この人たちとお金との関係はしばしば歪んだものであり、多くの人が強迫的な浪費やギャンブルが外的解決法であると感じています。デニスは、強迫的に買い物をするため、クレジットカードによる借金を繰り返し、多額の負債を抱えています。どういうわけか、何でも大量に持っていると空虚感が和らぎ、完全感が増すのです。彼女のクローゼットは、開けられたことさえない買物袋であふれていました。

「お金を使うとパワーが感じられる。最高の気分でいられるのは少しの間だけだけど」。

「ギャンブルをしているときは、気分が高揚する。全世界が自分の手の中にあるような気がする。とても集中しているから、過去、現在、未来のあらゆる問題が、現実から消えてなくなるんだ」。

強迫的行動が感情を逸らしたり、変えたりしたとしても、感情そのものが強迫的になり得る性質をもっているのです。私たちは、自分が本当に感じていることを隠し、避けるため、特定の感情に依存するようになります。私たちは、怒り嗜癖（rage-aholic）になり、激怒によってあらゆる感情を解放するかもしれません。また、恐れは私たちを打ちのめすことができます――恐怖症、過剰な警戒心、不安は私たちの人生を支配することができるのです。

強迫のなかには、私たち自身にも家族にも確実に害をなすものがありますが、他のものは厄介なだけかもしれません。でも、物質を使用したり、過程や行動に巻き込まれていたりするときはいつでも、自分の正直さ、つまり自分自身でいられる能力が障害されます、このことは私たちの注目に値します。

自殺

「私は絶望しています。私には価値がないし、生きる資格もありません。人生が良いほうに向かう見込みはまったくないし、この苦しみには耐えられません」。

自殺念慮、自殺企図、自殺実行は、多くの問題を物語っています。これらはしばしば、怒り、内に向かった激しい怒り、抑うつを反映したものです。一部の人にとって自殺行為は、自分の人生における無力さを補償する力を与えてくれるように思われます。他の人にとっては、死はある種の記憶と恥を抱えて生きるよりもましな選択肢のように思われます。苦痛があまりにも激しいので、また絶望と無力感から、人びとは自分の犠牲者となります。自殺念慮は人びとが自覚している以上に蔓延しています。苦痛が自殺念慮を作り出すのですが、私たちはこのような考えを抱くことに恥も感じます。あなたに贈る私からのメッセージをここに記します。

どうか、あなたがどんなに恐れ、怒り、絶望したと感じているか、誰かに話したり、知らせたりしてください。

あなたが苦痛から逃れる方法として自殺を考えているなら、援助専門家に接触して支援を得てください。回復の段階で、あなたは苦痛の種となっている問題を話すことができます。あなたの「恥」に〝NO〟と言うことができます。あなたは自分を傷つけずに怒りを表現する方法を学ぶことができます。あなたにふさわしい形で、あなたを支援する新しい信念と行動を発達させることができます。また、自分の内に存在する力を手に入れる方法も学ぶことができます。あなたは苦痛のない人生を送るに値する人なのです。

激怒、抑うつ、犠牲者化、嗜癖、強迫、完璧主義、引き延ばし——これらは恐怖と苦痛とともに生きてきたことに対する反応の一部です。その他の反応としては、知性化、物理的孤立、ユーモア、呪術的思考、虚言、沈黙や引きこもりなどが考えられます。大切なのは、なぜこうした防衛が生み出されたのかに共感し、現在もこうした防衛が人生に否定的な影響を及ぼしていることをもう否認しないことです。これらの防御は、普通の、日常的な行為として始まりますが、極端に走ると、長期的には否定的な結果をもたらすことになります。

第6章　家庭内暴力

「父さんの怒りが、いつ、何が原因で、誰に向かって爆発するのか誰にもわかりませんでした。突然、理由もなく家族の誰か一人を攻撃し始めるんです。〝ここは俺の家なんだから、好きなようにするさ〟という決まり文句を吐きながら」。

嗜癖問題を抱えた家族のなかで暮らすことは、おおかたの人にとって、身体的虐待と性的虐待双方の嵐のなかで生きていくことです。別の言い方をすれば、虐待を目の当たりにするか、直接の被害者になるかのどちらかに立たされることを意味しています。

一九九九年の一月に「コロンビア大学附属全国嗜癖及び薬物乱用センター」が発表した百六十七頁の報告書の中には、次のような記載が見られます。「薬物やアルコール乱用者の親のもとで、虐待されたり放棄されて育った子どもには安全な場所はない。このような子どもたちは、アメリカで最も傷つきやすく危険にさらされた人たちである。親の薬物乱用や嗜癖問題のために、国・州・地域の児童福祉機関が支払っている金額は、ドルに換算すると百億ドルにも上る」。これに続けて「さらに薬物乱用が、児童虐待・養育放棄の原因となったり、これを悪化させている事例は七割にも達している。親が薬物やアルコール乱用者である子どもは、乱用者ではない親をもつ子どもの三倍虐待されやすく、四倍も放棄の対象になっている」。私自身の調査によれば、アルコール問題家族で育った子どもたちの六六％が、身体的虐待を受けたか、あるいは他の家族メンバーへの虐待を目撃しています。そしてこうした家庭の三分の一以上では、虐待が日常的に起こっています。

身体的虐待を継続させていく要因

虐待が蔓延した家族で育った人たちは、不適切な行為や暴力に対して我慢の程度が高いので、虐待とは何かを最初に定義しておくことは、役に立つと思います。

私たちは、身体的虐待と聞くと、ひどくぶたれていつも青あざをこしらえたりしているような子どもを思い浮かべるでしょうが、実際には、暴力はずっと隠された形で行なわれていますし、四六時中虐待を受けているわけでもないため、目に見えるような結果を残すことは稀なのです。暴力はたとえば押し付けたり、押し退けたり、つかみ上げたり、つねったり、窒息させたりというような形で生じます。あるいは平手で打ったり、素手で殴ったり、蹴飛ばしたり、拳で殴ったり、体を壁・床・車などに叩きつけたりという形をとったりもします。

虐待は言葉の暴力や身体的暴力と同様に、心理的暴力としても起こり得ます。多くの嗜癖問題のある家族では、暴力を実証するような傷は明らかになっていません。ただ恐怖のみが存在するのです。

子どもたちや配偶者は、ひどく脅えさせられるような、身体的に危険な状況をしばしば経験しています。もし父親が、酩酊状態で、家族を車に乗せて夜間の山道をヘッドライトを消したまま時速百キロで運転したとすれば、その経験は、どんな身体的暴力にも劣らないほど大きな傷（トラウマ）になりますが、身体的には何ら傷跡を残しはしません。マイケルは、母親の怒りを思い出して、次のように語りました。「今でも母さんが皿を投げつけている姿が目に見えます。子どもの僕たちが聞いたこともないような罵声を浴びせかけているのが聞こえます。母さんは、とっつかまえたら殺してやるとわめきながら、ナイフ片手に僕らを追いかけ回したんです」。

他の兄弟やもう一人の親への身体的虐待を目撃したことが、トラウマになってしまう人たちもいます。そして実際、被害者になるよりも目撃者になることのほうが、一層深刻な打撃を蒙る例もよ

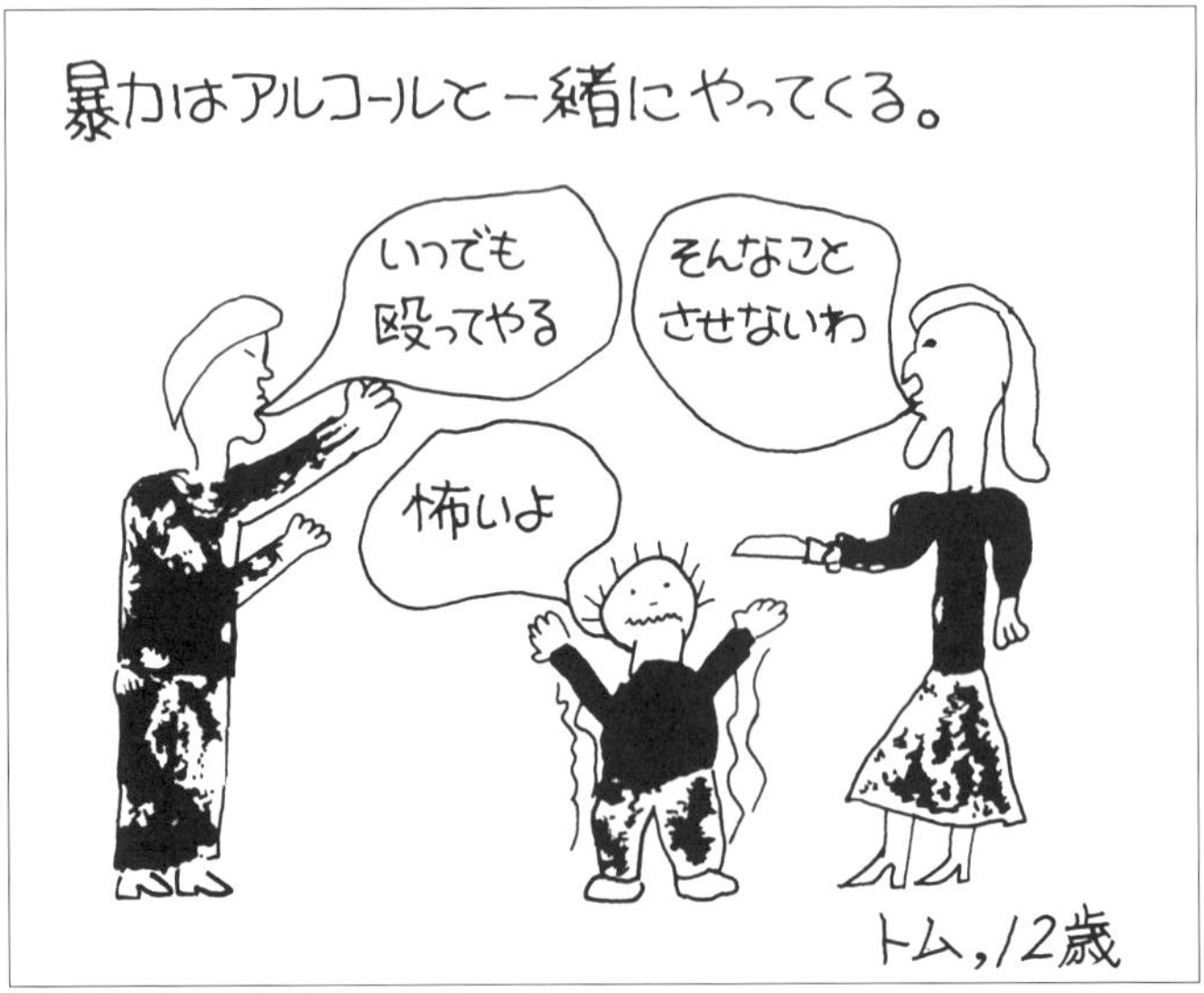
暴力はアルコールと一緒にやってくる。
いつでも殴ってやる
そんなことさせないわ
怖いよ
トム，12歳

く見られることです。

「とても恐ろしかった。ママが大声でわめきちらし、物を投げつけることもたびたびでした。私は何も聞こえない振りをしていましたが、内心ではとんでもない恐ろしいことが起こるのではないかと脅えていました。警官が来たこともあったし、近所の人が飛んで来たこともありました。状況がいよいよひどくなると、ママは部屋へ来て、私をベッドから引きずり出し荷造りするよう命じました。ただ従うだけでした。そして家を出ました。こんなことが日常茶飯事に起こっていたのです」。

「父は飲むといつもまず母を殴りました。次に弟がやられました。それを見るのはたまらなく嫌でした。いよいよ自分が殴られる番になると、僕は暴力の引き金になるような言い争いをやめようと、調整役を試みました。けれどある晩、父は僕をイスの上に放り投げ、黙れ、さもなければ顔に酒ビンを投げつけるぞと脅したのです。僕は、何とか反論したかったのですが、すぐにあきらめて黙ってしまいました。父が脅かしているだけではなく、本当に酒ビンを投げつけると思ったからです。その後、僕がしたことといえば、ただじっと見ていただけ。父が憎かったのはもちろんですが、それよりも恐怖におののき暴力に対して何もできなかった自分の無力さを憎みました」。

身体的虐待の影に脅えて生きている人たちの日常がどのようなものであるかは、現実にこうした体験にさらされたことのない人には、到底想像もつかないでしょう。

「父が酒を飲むと、誰かがぶたれました。私たちは怒りだす彼を見るのが大嫌いでした。口論は恐ろしく大声でした。母はひどく傷つけられていました。どのように彼が私に襲いかかったかですって。簡単なことです。私は母を守りました。そして彼が誰かを犯人にしようとしているとき、いつも私がその役をかって出ました。弟や妹にはさせず、どんな場合でも、自分が犯人になりました。父はいつも木のハンガーか海軍ベルトで暴力を振るいました。そんなときでも、私は弟や妹や母を気遣っていたのです。私は父のためには指一本動かすつもりはありません。父の葬式にも行きませんでした。花を手向けもしませんでした。私は自分の子どもたちに対して昔と同じようなことをしていたし、子どもたちを世話し、前の夫から守っています。どういうわけか、前夫は処方薬の依存症になってしまい、いつもビールを手に持って、私たちを殴りつけるのが好きなのです」。

アンドレアも似たような体験をしています。「母は、どんなことがあっても、父さんを怒らせるようなことをしては駄目と言っていました。私はいつも、恐ろしいほど押し黙っていた父の顔が、まったく予期しないときに怒り狂って真っ赤に変わるのに脅えて暮らしていました。子犬のように小さくうずくまっていた自分の姿が見えるようです。お願いだからぶたないでと懇願しながらも、その反面でぶたれるのを予測していましたし、ご主人様を喜ばせられるように願いながらも、決してそんなふうにはならないことも承知していました。父を喜ばせることなんか、絶対できっこない相談でした」。

スキップの体験は、もっと微妙なものでした。彼は、父親のことを、断酒はしていたけれど、回復してはいなかったと述べています。父親は、飲酒しないことで自らを制する一方で、沈黙によって家族を支配していたというのです。「父は、僕には何も話しかけませんでした。子どもたちが起きる前に家を出て行き、僕らが夕食のテーブルに着く頃帰宅していました。父が台所に入ると、母は料理を手渡しました。父はそれをテレビのある自分の部屋に持ち込みました。ですから子どもたちにはその夜彼を見かけることはありませんでした。家族が父の部屋に入るのは禁止されていたからです。母は、すべて上手くいっているというふうに振る舞ってはいましたが、僕の人生は、飲み込まれてしまうような恐怖に満ちていました。父に、どこがいけないのか言ってほしかった。そして（父が僕たちを避けたのは）僕のせいではなく、父自身の問題だったのだと言ってほしかった。その後大人になるにつれ、僕には、父から誇りに思っていると言ってもらう必要がありました。けれどそういう肯定をもらったことはありません。僕がもらったものは、父の静かな怒りだけでした」。このような状況に対するスキップの答えは、自分自身に「フタをし」、感情や情緒をもっていることを見ないようにすることでした。その結果、スキップは、食べ物にフタをしておくことができなくなり、摂食障害をどんどん悪化させていきました。

「両親には、私たちをぶつ必要などありませんでした。ぶつ代わりに養育を放棄して私たちを傷つければそれでよかったのですから」。

養育放棄

養育放棄とは、嗜癖問題をもった家族のなかにおける別な形の虐待です。これには不適当は監督、たとえば幼い子どもの世話を、同じぐらい年少の子どもに任せてしまうとか、監督者をつけないで、子どもを置き去りにするというような形があります。

その他、食事・衣服・安全な住居などを与えないといった不適切な身体の世話という場合もあります。こうしたなかで育った子どもたちは、よく夕食が何時に出てくるのかわからないと言います。「夕食には、午後六時から深夜までの間に、どこかでありつけるだろう。中華の持ち帰り料理、ホットドッグ、アイスクリーム……何か食べられるだろう」。

「食事は早い者勝ちでした。私たちの番には、もう十分な食事が残っていなくてお腹がぺこぺこだったことがよくありました。ガスオーブンから食べ物をつかみ出し、家のどこかの場所へ持って行って食べました。親が心底僕らに立腹しているとか、ひどく酔っ払っているときは、夕食はなしでした」。

子どもたちは、しばしば小さすぎたり、雨や雪の日だというのに、薄っぺらなコートとかセーター一枚だけというように、天候にふさわしくない衣服をあてがわれることになります。また、医療面への関心が不適切な場合もよく見られます。マーティはこう言いました。「母さんのやり方は、無視し続けてさえいれば、いつか問題はなくなるというものでした。僕の糖尿病にも、父さんの暴力的激怒にも、母さんは無視を決め込んでやりすごしていました」。

「私は、あまりに多くの時間を虐待に対処することに費やしていたため、飲酒について質問することはありませんでした。養育放棄は、それほどの問題とは思いませんでした。だって少なくとも両親は、意図的に子どもを傷つけようとしたわけではなかったのだから」。

養育放棄が日常の生活に広く浸透しているせいで、子どもはそのことに疑問を差しはさんだり、現状を変えることを学んでいません。他の人たちが、この問題について語っているのを聞いて、自分の意見に反応をもらえるときになって、ようやく人生から剝奪されているものの大きさを認めるようになるのです。

虐待の力動

嗜癖と暴力は常に関係があるというわけではありませんが、両者が家庭内で見られるときには、両者の力動の類似性を検討してみることが役立ちます。二つが共存し、相互に作用し合っているときには、力動は単純に倍化されます。

暴力加害者と嗜癖者に共通する特徴

- ●虐待行為を過小評価し否認する。
- ●自分の行動を割り引きして捉え、飲酒や暴力の深刻さを過小評価する。
- ●他人に責任を転嫁する、あるいは自分の行動に責任をとることを回避する。
- ●「ジキル博士とハイド氏」のような人格変容を示す。子どもは、優しく世話焼きの親が、数杯の飲酒後に荒れ狂ったライオンに変わるのを見る。この場合、加害者は一見たいした理由もなく、突如として火山のように爆発する。
- ●自分の行動を正当化し、飲酒や暴力行為に対して（彼らなりの）もっともな理由（言い訳）を必ず見つけ出す。こうした不健康な生き方が進行するにつれ、偶発的な暴力や飲酒が、ますます頻繁に起こるようになる。その結果、家庭生活と個人生活のすべての面において、飲酒と暴力がらみで、多くの外傷体験（トラウマ）や問題を起こすことが避けられなくなる。
- ●罪悪感を募らせ、良心の呵責を感じる。
- ●行為をやめると約束し、偽りの希望を抱かせる。
- ●治療を受けない限り、この悪循環を際限なく繰り返す。

伴侶、暴力加害者、子どもたちに共通する特徴

●飲酒、あるいは使用、そして暴力が家族に与える衝撃を軽症化して小さく見積もる。これを家族の否認プロセスという。機能不全家族に特徴的な「感じない、信じない、しゃべらない」のルールが、家庭内に広くいきわたっている。暴力をともなう嗜癖者は、否認の必要性を倍化し、家族メンバーの救いのない気分を強める。子どもたちが暴力を振るわれても感情を表わさないとき、それは否認によるものであることを理解しておかなくてはならない。暴力家庭の子どもは、嗜癖家族の子どもとほとんど同様の否認のプロセスを発展させる。二つの問題が共存する場合には、否認はよりいっそう徹底される。

●自分たちがもっと上手に役割（良い妻、良い子）を果たしていれば、暴力加害者やアルコホリックは、取り乱して怒りを爆発させ、酔っ払ったり暴力を振るうこともなかったと信じているため、安易に責めを受け入れる。

子どもたちは本質的に経験に乏しく傷つきやすいものです。彼らは物事を判断する際参考とする基準をもっていないので、言われたことを全部信じてしまいがちです。子どもは混乱しているために、いとも簡単にどんな状況においても、自分に対する非難を受け入れてしまいます。子どもたちは、自分で自分を守れるとは思っていませんし、保護してくれるような援助資源があることにも気づいていませんので、大人に対して無力感に見舞われるのは当然です。

暴力家庭における役割パターンは、しばしばアルコホリックの家族のそれと同じですが、二つの問題が重なってある場合には、その特徴はより強化されます。けれどもアルコホリックの家族と暴力家庭には際立った違いが一つあります。それは嗜癖問題がたいていの場合、家庭の外にも知られてしまうのに対して、家庭内暴力は家族以外の人の目から、ずっと隠し続けておかれやすいという点です。しかし家族メンバーにとってのゴールは同じです。問題をやり過ごして生き抜こうとすることは、アルコホリックの家族と暴力家族の双方に共通しています。彼らは、葛藤を小さくし、順応し、なだめ、行動化し、脱落し……これらの試みは、すべて生き残るためにとられるのです。

原因と結果

アルコールや他の薬物が虐待の直接の原因であると証明する研究はありませんが、主要な原因の一つであることは実証されてきています。また、依存症の親が常に虐待の加害者であるというわけではなく、虐待するのが依存症ではない親の場合もあります。その場合には、依存症の親は、自分の病気のことで手一杯で、虐待の事実や子どもの世話に目を向けるゆとりがなかったり、虐待に介入するだけの能力を持ち合わせていないのかもしれません。依存症者が虐待の加害者であるとき、もう一方の親は自らの犠牲者としての役割のせいで、現実に対応することができません。虐待者が依存症の親（あるいは両親）である場合には、虐待は必ずしも飲酒中に起こるとは限りません。事実、ときとして依存症者は薬物の影響下にない状況で虐待を働きます。さらに子どもが薬物依存症の両親をもつとき、身体的虐待を受ける危険性は増し、両親双方からの虐待も起こりやすくなることがわかっています。このほか、嗜癖家族のなかでは、きょうだい間の虐待も増加します。兄弟姉妹は互いに相手を脅迫します。その際には、年上の子どもが年下の子どもを虐待するのが一般的です。傷ついた感情を処理するのに使われる有力なモデルは、力の劣った者、すなわち弟か妹を攻撃することなのです。

「父の飲酒がひどくなるにつれ、母はますますイライラし始めました。彼女はあるときは楽しくて愉快であったかと思うと、次の瞬間には荒れ狂っていました。手当たり次第なんでも（鞭、掃除機のホース、スプーン）つかんで、殴り続けました。そして決して謝りませんでした。子どもたちが怪我をして出血してしまったようなときでさえ、悪いのは私たちのほうでした」。

性的虐待

「私はこの問題を話すことにためらいを感じます。他人に知られてしまうのが怖いのです。父が私の体にさわり、私に彼の体をさわらせ、キスさせるようになったのは、七歳のときでした。彼は、私にいろんなことをしました。私は傷つきました。父は、もし私がしゃべったら、妹に同じことをすると言って脅しました。十八歳になったとき、どうしていいのかわからなくて、もう一年家に残りました。父は、飲酒がらみの事故で死にました。それを機に私は家を出ましたが、このことを誰にも打ち明けたことはありませんでした。ずっと後になって、父が妹たちにも、ずっと性的いたずらをしていたことを知りました。今ようやく、私の過去と現在の家族状況を受容し始めています。私は、また傷つけられるのが怖くて人から引きこもっています。私は母や妹たちと会いません。家に行かないことに罪悪感を覚えます。私はいつも罪悪感にさいなまれて生きてきました。」

十一歳以下の子どもたちの二千五百万人が、家庭のなかで性的虐待を受けています。近親姦は、あらゆる社会階層の数多くの家庭のなかで起こっています。近親姦と嗜癖障害との関係についての研究は少なく、まだはっきりした結論は出ていませんが、いくつかの報告によると、近親姦の犠牲者の五〇％以上が、アルコール問題を抱えた家庭の出身だそうです。また開業しているセラピストたちの報告では、治療している女性嗜癖者の六〇％から八〇％は、性的虐待のサバイバーだということです。私自身の調査によれば、アルコール問題家庭の女性二六％、男性一六％に性的虐待の被害が見られます。

近親姦は、強制やごまかしや心理操作を用いて、成人の家族メンバーが幼小児に対して行なう、不適切な性的行動と定義されます。犠牲者には幼児もいますし、十代後半の子どももいます。ある調査は、被害者の大多数の女性は、五歳から八歳までの間に性的虐待を受け始め、近親姦は通常最低でも三年間継続すると報告しています。

男の子の性的虐待については、女の子ほど情報がありません。私の臨床的経験では、男の子と女の子の被害には、ある相違が見られます。女の子の性的虐待は、家庭のなかで継続して行なわれます。これに対して男の子は、家の外で一度きりか、短期間に限って暴行を受けています。しかし男の子が「一度きり」の事件と報告する際には、異なる加害者から別々の時点で襲われている事例も稀ではありません。

性的虐待は肉体の侵害のみにとどまらず、多方面に及んでいます。心理的な性的虐待には、大人が性生活のことを子どもに話したり、性的に子どもを誘惑したり、嫉妬に駆られた行動をとったり、その他の方法で子どもの情動を操作することが含まれます。そこでは、娘が妻や恋人のように、息子が夫や恋人のように扱われます。隠された性的虐待ともいえる心理的な虐待には、偶然を装って不適切に子どもの体に触れること、子どもやティーンエージャーが、シャワーを浴びているのを覗き見る習慣、子どもの性的に発達している体に誘惑的な言葉をかけることなどが挙げられます。一方、表面化したあからさまな性的虐待といえば、キス、性的な反応を得るために子どもに裸体を見せること、オーラルセックス、アナルセックス、性交などを指します。

加害者は、自分の性的要求を満たすためにだけ子どもに性的虐待を働くわけではありません。これは暴力的かつ自己中心的な行為で、明らかに、信頼、権力、保護といった地位を冒瀆するものです。加害者は、他者に向かって自分の力を行使するために、性虐待を働くのです。性虐待は、沈黙のなかで次第に激化していきます。加害者は、力、年齢、経験、地位などもてるすべてを使って、まだ自分を守れるほどに成長していない心理的に未熟な子どもたちを説得し、強要し、買収し、脅かして、彼らを虐待に屈服させます。加害者は、子どもが心理的、社会的、経済的に自分たちに依存しなくてはならない存在であることを悪用しているのです。子どもと性的関係をもった人が、その子どもよりも二、三歳しか年上でないとか、力や権力を有する立場にある場合には、性的いたずらと呼ばれます。一方、その人が、子どもと縁のある人である場合には、近親姦となります。どちらも性的虐待に入ります。

たとえ犠牲者が、行為をやめようとしなかったとしても、子どもに性的虐待の責任はありません。性的虐待の犠牲になる子どもには、通常逃げ場がないことと、恐ろしすぎて話すことができないということを覚えておいてください。子どもは、性的行為に関して、いかなる種類の決断も下すには、幼く未熟すぎます。性的虐待は、年の上の、より力をもっている人間の責任であり、その人が非難されるべきものなのです。

子どもたちが近親姦について話そうとしないのは、彼らが嗜癖について話そうとしないのと同じ理由によります。多くの場合、始まりはきわめてゆるやかなので、そのような行為がしばらく続くまでの間は、子どもは何が起こっているのか認識することさえできません。そのうち子どもたちは罪悪感をもつようになります。犠牲者たちは、恐れのために話ができません。恐れとは、自分が信じてもらえないのではないかということです。「母は私の言うことを信じてくれないのではないだろうか」「母は結局何もしてくれないのではないか」「もしそうなら辛すぎて、もう生きてはいけなくなる」とある女性は述懐していました。別の女性は言いました。「本当に脅えたのを覚えています。こんなことをしてはいけないことも知っていました。でも彼は私の父でした。父には従わないわけにはいきませんでした。私は、父が私にそうして欲しいと信じていましたから従ったのです。そうするように期待されていたのです。私の家庭では議論はありません。家から出て自立するまでは、誰も権利というものをもっていないのですから」。

身体的に言いなりになるよう強制されたのでない場合、犠牲者が虐待に困惑を覚えるのは一般的なことです。加害者はしばしば、自分の要求を満たすべく犠牲者に強いるために信頼感を利用します。虐待の加害者が、関心、温もり、愛情に飢えている子どもを犠牲者に選ぶことは、周知の事実です。問題のある家庭の子どもたちがまず犠牲となるのは、彼らがどういう形にせよ、関心と愛情を切望し、必死に求めているからにほかなりません。スザンナは、継父が唯一の父親だったと述懐しています。彼女の生物学上の父は、家族との縁を切っていましたので、継父が主要な親の役目をしていました。母親が学校へ通ったり、友人と出かけたり、あるいは単に家事をやりたくないという理由で不在だったとき、継父はいつも夕食の支度をし、宿題を手伝ってくれました。ですから彼が、スザンナを抱擁し、次に背中をマッサージし始めたとき、彼女にとって、それは継父が、別の方法で世話をしてくれているように見えました。継父がスザンナに彼を性的に触るよう求めたときにも、彼女は少しも脅えはしませんでした。いつも彼が自分によくしてくれることへのお返しにすぎないと思ったと、スザンナは言いました。

ダニーが性的いたずらを受け始めたのは十歳の頃でしたが、彼もまた、関心をもってもらえて嬉しかったと言っています。友人の父親は、彼を野球に連れて行ってくれたり、お小遣いをくれたりしていましたので、いたずらされても傷つくどころか、素敵なことだと思ったそうです。家では実父がいつ怒り出すわかりませんでした。父親は、息子に愛情深く触ったり、褒め言葉をくれるようなことはまったくありませんでしたので、ダニーは、自分に関心を向けてくれる父親的存在を渇望していたのです。

性的虐待は、必ずしも身体的な強制をともなうわけではなく行使される、隠れた暴力の一形態です。しかしそうだからといって犠牲者が、虐待を望んでいたということにはなりません。スザンナもダニーも、愛情を求め、関心をもらいたかっただけなのです。二人とも自分が利用されていることを理解していませんでしたし、最初のうちは、虐待の犠牲になっていることすら気づかずにいました。

犠牲者は、しばしば加害者の望むことに協力しなければ、家族がばらばらになってしまうと恐れています。嗜癖問題を抱えた家族は、もともとあまりに不安定な足場の上に立っているため、子どもたちは、今あるわずかな安定すら失ってしまうのを極度に怖がっています。子どもは、家族がばらばらに崩壊してしまったら、それは自分のせいなのだ感じてしまいます。

嗜癖がはびこった家族のなかで、子どもたちは、早い時期から、自分の感情を信じない体験を身につけますが、嗜癖が近親姦と結びつくと、その感情はよりいっそう強くなるのです。もし子どもが、加害者の性的行動の適切さに疑問をもちこれに抵抗すれば、加害者は、自分の行動は容認されるものなのだと信じ込ませ、子どもをだまします。子どもは、加害者の行動に疑問をぶつけることに罪悪感を植えつけられたり、ときには脅かされたりと、マインドコントロールされていきます。そのうち子どもは、自分のものの見方が間違っていると信じ込むようになって、大人の要求に屈服していきます。幼い子どもたちは加害者の言い訳にだまされ、自分の不快さに罪の意識や責任を感じるようになるのです。子どもは、きわめて上手に自分の見方を過小評価することを学び、無力感を募らせていきます。

「私はこのことを誰にも話しませんでした。それが始まったのは、八歳の頃でした。私にはそれは何かいけないことだという漠然とした感じがありました。しかし私はセックスがどのようなものであるか知りませんでした。私はただ、父の行為には、かかわりになりたくないところがあるということだけは知っていました。私はそのような状況になるのを避けようとしました。母が先に家に着くように、学校から遅く帰るようにしていました。父と二人だけで出かけないようにするため、いろいろな言い訳を考えました。しかしいったんそれが始まったら、私はじっとされるままになっていました。父に話しかけるようなことはしませんでした。そして父が私を解放してくれたら、できるだけ早くその場を離れました。父が私にしていることについて、誰にも話したことはありませんでした。父が寝室に忍び込んでくるようなときは、眠ったふりをしていれば出て行ってくれるんじゃないかと思いました。私は本当に、そこで起こっていることを認めたくはありませんでした」。

また多くの犠牲者は、起こったことを話しても、信じてはもらえないだろうと恐れています。それは事実でしょう。なぜなら家族のなかで真実を話すことは支持されてこなかったのですから。嗜癖問題家族のメンバーは誰もが、傷つけ無視するような他の人の不適切な行為を合理化したり、割引いて考えるのに忙しいのです。虐待行為について説明することはできないし、逆に自分が責められてしまうのがおちです。誰かが自分を犯そうとしているとか、実際犯されてしまったと、親に話したことのある性的虐待のサバイバーから、親はまるで子どもがまた一つ余計なお荷物を負わせてくれたとでもいうように、子どもを非難したと聞くのは、ごく当たり前のことです。親は、自分の伴侶、拡大家族メンバーや近所の人が、そんなことをしていると信じたくないのです。親にとっては、打ちのめされるような恥ずかしさをともなう現実に直面するよりはむしろ、おまえが関心をひこうとして嘘をついているに違いないと、子どもを責めるほうが楽ですから。不幸なことですが、家族力動のなかにおいては、しばしば大人の要求が子どもの必要に勝っています。親は未熟さゆえ聞く耳をもたず、子どもの要求を優先させて子どもを守ることができません。

子どもをうまく丸め込めなかった場合には、加害者は、もし虐待のことをしゃべりでもしたら、犠牲者本人、その子の家族、ペットなどを傷つけたり殺したりするぞと脅すこともあります。子どもたちはすでに、家庭のなかの葛藤や言い表わせない痛みについて、偽りの罪悪感を植えつけられていま す。助けを求めたり真実を語ったりすることで事態がさらに悪化してしまうと子どもは考えます。

嗜癖問題を抱えた家族の子どもは、嗜癖が蔓延した環境のなかで成長していますので、その家族内力動ゆえ加害者に対して自分を防衛できません。こうした子どもたちに共通して見られる特徴は次のようなものです。

- 自分の感情をはっきり認識するのが難しい。
- 自分のものの見方を信じ、また他人を信用することを恐れる。
- 適切な境界線をつくることに困惑する。
- 嗜癖の力動のなかで生きていることによって、心の底で恥の意識をもっている。恥ずかしがる自分を恥じることによって、無力感に打ちのめされ、助けを求めることがさらに困難になる。

●現実に何が起きているのか事実を認識しようとするとき、否認の厚い壁にぶつかってしまい、これに取り組まなくてはならない。

●嗜癖に対しての無力感に取り組まなくてはならない。無力感は自分の体に対してどうにもならないという感覚によって増強される。

●体験から、安全な場所はどこにもないと思うようになっている。加害者に立ち向かう方法がないので、いつも閉じ込められているように感じる。直面すべきものとは、恥の意識、罪悪感、否認、見捨てられ不安、身体的暴力などを指す。

●虐待の悪循環を断ち切る方法を見出せない。

性的虐待とは、子どもの心、魂、身体に、修復不能なほど大きな打撃を加える屈辱的な暴力行為なのです。

家庭内暴力の遺産

「父は偉大な教師で、私は優秀な生徒でした。私は自分勝手さ、不誠実さ、要求がましさ、偽りの約束、依存症、おおっぴらな虐待など、すべて彼から受け継ぎました。加えてこういう行為の根っこにある罪悪感、恨みがましさ、低い自尊心をも引き継ぎました。私は常に決して父のようにはならないと固く誓ってきたというのに、結果は彼と同じになっていたのです」。

身体的虐待

あなたの曽祖父、祖父そして父親が赤毛なら、あなたやあなたの子どもが赤毛である可能性は非常に高くなります。依存症と虐待にも同じことがいえます。それは世代から世代へと受け継がれていくものです。あらゆる嗜癖者が、両親の下で飲酒や酔っ払うことを学んだわけではありませんが、子どもたちは親の生き方を真似しやすいものです。またすべての虐待者が、親の家で虐待行為を覚えたわけではありませんが、私たちには、親から罰せられたように子どもを罰し、親の葛藤解決法を見て同じように問題にあたり、親がつくってきたように人との関係を築いていく傾向が強くあります。そして子ども時代に身につけた虐待への耐性の強さを大人になっても持ち続けやすいのです。

嗜癖と虐待が同時に生じている場合、問題はさらに深刻の度を高めます。たとえば子ども（幼くても成人していても）が、他人を信用するのが難しいのものなら、嗜癖と虐待が併発したなかで育った子どもは、より一層の信頼感の欠如を体験することでしょう。また自分の感情を判別するのが困難であれば、嗜癖と虐待が共存した家庭の子どもにとって、感情を認識するのはもっと難しいことになるでしょう。私たちは「私は親のようにならない。決して依存症にはならないし、依存症の人と結婚もしない」と確信をもって、自分自身にあるいは他者に向かって言うように、暴力に対しても同じことを言うでしょう。虐待家族のなかでは、怒りはコントロール不能に爆発します。その結果、通常子どもは、怒りを避けるか、どんな怒りをも恐れるか、あるいは怒り狂って暴力を働くかのいずれかの行動をとるようになります。大人になるとこの人たちは、慢性的に怒りっぽかったり激情に駆られたりしている相手と結婚するか、自分が怒りのままに虐待するようになるかのどちらかになりがちです。

「私は、あからさまには見せませんが、不機嫌な癇癪持ちでした。物を投げつけたり、ドアを乱暴に閉めたり、呪いの言葉を吐き出していました。交通渋滞に巻き込まれた、鍵をなくした、ドアを開けられなかったというようなほんの些細な欲求不満にさえ我慢がなりませんでした。子どもの頃にしっかり鍵をかけて隠しておいたことが、徐々に表面に出てきたのです」。

「私はとても規律に厳格な人間でした。平手打ちを始めると見境なくなってやめることができなくなりました。私はいつも子どもがすることに体罰で対応しましたが、後になって自己嫌悪に悩みました。それにもましてぞっとしたのは、自分が父親にそっくりだと気づいたときでした。恥ずかしさで一杯になって、打ちのめされました。それなのに自分の行動を制御することができなくて、子どもをずっと殴り続けたのです」。

「私はどんな葛藤もどんな怒りをも恐れていました。夫をなだめ、気に入られることなら何でもやりました。けれどそのやり方は、夫の怒りを止めるのに何の役にも立たなかったのです」。

暴力のなかで育った人は、容赦ないほど苛酷に自分を憎悪します。広く染みわたった無力感と葛藤に対する不安とが結びついて生じる低い自己評価の結果、人はしばしば自分と同じように低い自尊心しか持ち合わせず、これに基づいて似たような方法で行動する相手をパートナーに選ばざるを得なくなります。暴力のなかで育った人は、言葉と行動によって繰り返し送られたメッセージ――おまえには価値がない、何をするにも値しない、たいしたものにはなれない、正しいことなど一つもできない――を心の中に取り込んでしまいます。そのために彼らは常に絶望感と心細さを感じていて、頻繁に抑うつ状態に陥ります。また嗜癖に走る人もいますし、暴力の加害者になっていく人も多く見られます。

性的虐待

両親から不適切な役割モデルを見せつけられながら、一方で性的いたずらの犠牲者として身体的な行動をとらされることは、恐れや罪悪感や怒りの感情とともに、人を深刻なうつ状態や非行に追い込みます。子どもの頃シンディは、自己処罰の道具として薬物、性的誘惑、カミソリを使っていました。ジョシュは酒とバリウムを常用し、九歳から何度も深刻な自殺未遂を繰り返してきました。エイミーは過食症、強迫的自慰行為の後で、最後に拒食症になりました。このような例には枚挙のいとまがありません。摂食障害、薬物乱用、うつ病、自殺企図、性的逸脱の問題から、多くの人びとがセックス依存、強姦する者、強姦される者になっていきます。

「しゃべらない、信じない、感じない」という役割パターンと心の動きが身につくことによって、信じることと性的であることに混乱が生じるため、性的いたずらの犠牲者は大人になってからも同じ心理の動きを繰り返してしまうことになります。

アリスは父親、兄弟、そして兄弟の友人たちから性的な虐待を受けていました。十四歳になるまで彼女は、知り合いの男すべてとセックスしていました。「十四歳のとき、私は二つのことを知っていたわ。酒を飲むことと男をベッドに誘い込むこと。それが私の誇りだったの」。セックスによってしか他者からの関心をもらった経験がない場合、セックスは関心を得る唯一の手段になります。性的虐待のサバイバーたちは、性的であることで価値を認められ、自分にも力があることを学んできました。彼らにとって、乱交は愛情や慈しみ、受容を求める一つの手段なのですが、それによって望むものが手に入ることはありません。

性的な境界線が繰り返し侵害されているときには、性的虐待関係に巻き込まれるのは簡単なことです。サバイバーたちが自分を汚いと感じ、「ノー」と言えない場合には、さらなる恥辱感を取り込んでは救いのなさを募らせ、そのためにまた虐待が繰り返されていくことになります。

薬物依存症の両親に育てられたジョシュは、父からは隠された性的虐待を、母からは表立った性的虐待を受けてきました。父親は息子たちが寝巻きを着るのを許さず、家の中を酔っ払って裸のまま歩き回っていました。そして息子たちの性的発達を容赦なくあざけり、辱めました。父がよく外で飲んでいたので、ジョシュは母親が飲んでいる間、よく二人だけで家に取り残されていました。兄たちは外出して留守のことが多かったのです。「僕は母から愛情や関心をもらう必要がありました。なのに母は裸になって僕に性的いたずらをしました。止めようとしたけれど、どうやったらいいかわからなくて、無力でみじめでした。どうすべきか、どうしたらこんな状況から抜け出せるのか考えておくべきだったと後悔しました。大人のように振る舞って正しいことをすべきでした。どうしていいかわからなくて、僕はただもう恥ずかしさで一杯でした。どうすれば自分の痛みから逃げ出せるのかわかりませんでした」。

嗜癖家族の子どもの多くは、実際には直接的な性的暴行を経験することはありませんが、より隠された形や心理的な形で性的虐待を経験している可能性はおおいにあります。ある二十六歳の女性が、父親に犯されるかもしれないと恐怖のなかで過ごした思春期を語りました。実際には襲われることはなかったのですが、彼女は襲われるかもしれないと恐れ、予期される攻撃から身を守るために、夜寝室に入るときにはいつでもナイフを携帯していたそうです。

この女性は、父親の激しく変わる行動パターンによる困惑を次のように話しています。彼は優しくて面白いことの好きな父親から、暴言を吐いてののしりなじる見知らぬ酔っ払いに変わりました。彼女を怖がらせたのは酒にからんだ行動だけではありませんでした。少女が性に目覚めることが、いかに「悪い」ことか父が話し始めると、娘の恐怖はいっそう強くなりました。父の描写はだんだん露骨になり、家の女性たちの性的不品行を攻めたてました。やがて父親は娘のボーイフレンドに敵意を募らせ、夜中に彼女の部屋に来ては、ボーイフレンドとの性的な振る舞いを非難するようになりました。父親に襲われるのではないかという恐怖は、子どもが父に感じる正常な愛着と結びついて、彼女に自分のセクシュアリティへの混乱を生み、これを恥ずかしく思わせる原因になりました。三年もの間、彼女は寝るときにナイフをベッドに持ち込み、枕の下に隠していました。そしてビジュアライゼーション（イメージ療法）を使って、父親に対してもっている肯定的な感情を手放し、彼がもし体に触ってきたら殺してやると自分に言い聞かせていました。実際には父親は娘に性的虐待をしたわけではありませんでした。しかし彼女は、その頃感じていた恐れや恥辱の傷跡を、大人になった今でもずっと持ち続けているのです。

性的いたずらの対象になるよりも強姦の被害に遭うことのほうが、より重大な傷を残すということに異論はありませんが、どんな種類の虐待であっても、被害者の自己とセクシュアリティは大きく損傷されてしまいます。被害者が受ける打撃には、自分は無力で関係のなかで「ノー」が言えない、対人関係で正しい判断が下せない、人を信用することができないし親密になることを恐れる、セックス行為に心理的に参加できない、セックスを怖がる、自分の体や男・女であることを恥じる、などがあります。

酔っ払いや薬物乱用者の大人が、子どもの良き役割モデルになれないのは明らかですが、性に対する健康な態度を学ぶ必要がある時期にはことさらそうです。薬物依存の障害をもっている親は、ときに性に関して露骨なことを口に出したり、性的あてこすりで子どもたちを不適切にからかったりします。子どもたちが酔っ払いの親の裸体の面倒を見るように強いられている家庭もあります。また別の家庭では、親たちは性生活を子どもに隠す慎重さに欠けています。子どもたちはしばしばこうした問題にたった一人で直面し、沈黙のなかで困惑を深め、不要な恥辱感を募らせていくことになるのです。

キリスト降誕

赤いフードが彼の黒い衣服の背を覆い、蠟燭《ろうそく》の炎が聖所を厳かに照らして、私たちは唱う、クリスマス、クリスマス

真夜中、彼は私たちの前に立ち、大声でがなりたてる。「酒場に席がなかった」彼は手を振り上げ、彼らはくんずほずれずし始める

フルーツケーキ、ポインセチア、ファッジが私たちの牧師館を一杯にし、クッキー、カード、紙包みが、牧師と家族のために置かれている

彼の娘のプレゼントは包まれていない。赤いテイッシュ・ペーパーがかさかさと鳴り、彼らの影が壁の中で言い争っている

彼の命令する声「早くしろ」。彼は裸で、ウオッカをぐいと飲んで空にする。泣きじゃくりながら彼女は言う。「あの子が起きるわ」

きよしこの夜　星はひかり

私はここにいよう、この押入れの中に。朝が来て彼らが私を呼んでプレゼントを開けていいよと言うまで
プレゼントについた宛名はすべて彼女の手書き

ジョアン

情緒的遺産

依存症家庭で育った人の多くに、うつ病が見られるのはよくあることですが、嗜癖問題に身体的および（あるいは）性的虐待が加わった家庭のなかでは、うつ病と不安障害がより頻繁に認められます。全般性不安障害は、非現実的な心配、憂慮、頼りなさを特徴としています。精神医学の分類では、不安障害を症状の違いによって心的外傷後ストレス障害（ＰＴＳＤ）、パニック発作、恐怖症と区別しています。

ジャネットは二人の依存症の男との長い結婚生活に終止符を打った後で、うつ病と不安障害の両方の診断を受けました。離婚に至るまで彼女はどこにも助けを求めることもなく、助けを探し当てたときには大うつ病を患っていました。言語が不明瞭になる、決断を下せない、極度にひどい自己管理、期待の縮小というような大うつ病特有の症状が現われました。うつ病は抗うつ剤によって治療されました。ところがこれに引き続き、長い間隠されていた不安障害が表面化してきたのです。ジャネットはイライラし、日々の生活の大きなことにも小さなことにも心配が絶えませんでした。あらゆること

が不安の的になっていきました。店で誰かにちょっとした質問をすることさえ、心理的なパニック状態を引き起こしました。ジャネットは身体的な暴力の脅威にさらされたアルコホリックのいる家庭で育ち、二年間にわたり両親の友人である二人の加害者から性的虐待を受けていました。

トーマスは強迫的過食症からの回復の途について間もなく、パニック発作に見舞われるようになりました。彼はきわめて残酷な体罰を加える精神分裂病（統合失調症）の母親のいる、アルコホリックの家庭で成長しました。食べ物が常に彼の治療薬でした。砂糖が切れたり、どんな形であれ心理的苦痛からの回復に努めていないと、トーマスは不安に圧倒されてしまい、とうとうパニック発作と診断されて三回入院しました（彼の主症状は、頻繁に起こる死にそうに思えるようなすさまじい不安感、心臓の脈拍異常、息切れ、発汗でした）。

身体的あるいは性的虐待の犠牲者になることは、心的外傷後ストレス障害（PTSD）を引き起こす強力な要因でもあります。

カレンは暴力の飛び交うアルコホリック家庭で成長しました。七歳から十二歳までの間、彼女は兄から性的虐待を受けていました。カレンは慢性的にPTSDを患っています。三十六歳の今、彼女は自立して暮らしていますが、その生活はきわめて孤立したものになっています。カレンは、身体的なものであれ心理的なものであれ、危険の兆しに過度に警戒心をもっています。誤解を受けたり同意してもらえないようなときには、それを危険と察知してしまいますので、人と交わる社交生活は大変縮小したものにならざるを得ません。彼女は十五年間も同じ仕事に就いていますが、それは安定だけを望んでいたからで、昇進や転職したいとは思っていません。他人と親しくなることはあまりにも恐ろしいので、その可能性さえ自ら遮断しています。夜眠れぬまま横になっているときに物音を聞きつけては、身の安全の確信がもてずびっくりして起き出してしまいます。外の世界の人には、彼女は単に内向的で、静かな私生活に満足している人のように見えるのですが、事実は単に脅えに封じ込められて身動きできなくなっているのです。

カレンの人生は、ＰＴＳＤに対処するために安全な場を確保するという、ただ一つの要求を満たすためにだけ形作られ、営まれています。このほかＰＴＳＤの症状が一つか二つ現われているような人たちもいます。ソンドラは責任を負い込むタイプのアダルト・チャイルドとして、青年期には非常な成功者として生きてきました。ところが二十七歳のとき、会社の出張旅行先で、安眠から叩き起こされるような悪夢を見たのがきっかけで、子どもの頃家庭にいつもあった暴力場面を再体験するようになりました。ソンドラは八歳の子どもに戻ったような気分がしました。けれど彼女はその悪夢について話さなかったし、何の対策も講じませんでした。このことが明らかになったのは、カップル・カウンセリングで、彼女の夫がこの秘密を漏らしたときでした。これを機にソンドラは回復の途についたのです。

私たちはトラウマを紋切り型に、大人をも打ちのめすような天災や犯罪のことだと捉えてしまいますが、幼児期のトラウマと戦争に行った軍人が受けたようなトラウマとで違うことといえば、単に打撃を受けたのが大人ではなく子どもであるということだけなのです。「全国児童保護基金」は次のような警句を載せています。「神様どうか優しくしてください。私のボートはあまりにも小さく、海はあまりにも大きいのですから」。子どもが舵取りをしなくてはならないボート、すなわち子どもの人格や神経組織はまだ発達途上にあるのです。たとえ他の人の経験からすればたいしたものではなくても、嗜癖問題の家庭で育った子どもにとっては、傷は慢性化しているために、その後長い間影響を及ぼし続けることになります。何といっても子どもの体・脳・人格は形作られきってはいないので、軽症の傷さえ重篤の影響を与えるのです。

恒常的にストレスにさらされた子どもたちは、問題のない家庭で成長した子どもたちに比べて、感情を調節したり葛藤状態に立ち向かううえで、多くの困難を抱えています。またこうした子どもは、自ら依存症の障害に苦しめられる傾向も高くなります。不安障害、パニック、抑うつ状態、嗜癖のような問題が、思春期に始まる場合もありますし、成人後に起こることもあります。大人になるにつれ人生はより安全になるかもしれませんが、こうした体験を切り抜ける方法を見つけてはいません。犠牲者はよく痛みを緩和するために、アルコール、コカイン、アンフェタミン、ヘロイン、食べ物などの薬を自己投与しています。こうした薬物使用や危険性の高い行為が、不安障害やうつ状態に対処するためということもあります。依存症治療の分野では、子どもの頃に虐待されてきた体験が多いほど、後年依存症に陥る危険性が高まることが明白になりつつあります。

否認の解除

現在数多くの結婚・家族セラピスト、ソーシャルワーカー、サイコロジストたちが、子ども時代に性的いたずらの被害に遭った大人の治療にあたっています。かつて犠牲者であった多くの大人は、同じような体験をしてきた人びとが作る自助グループや支援グループに参加することによって、慰められ理解されることを学んでいます。こうしたグループのなかで体験が受け入れられ真実だと認められることは、サバイバーの恥の意識を減少させる大きな助けになっています。「しゃべるな、信じるな、感じるな」という問題は、発見され共有される必要があります。また虐待のサバイバーである男女によって書かれた本も数多く出版されるようになっています。もう誰も子どもの頃に起こったことこその結果として体験したことを隠し、それに恥辱感を抱いて生き続ける必要はありません。

回復に導くもの、それは真実です。私たちを恥の意識に縛りつけているもの、それは否認です。否認こそが不健康な関係、強迫的行為、依存症などを次々に生み出し、このような状態にとどまらせる原因です。そして私たちを身動きできなくし、うつ状態に追い込んでいるものは恥の意識です。子どもの頃は犠牲者であったかもしれませんが、今はもう犠牲者として生きなくてもいいのです。

体験したことがトラウマになっているにせよ、私たちは生き延びてきました。私たちはサバイバーなのです。自分自身を虐待者や心の内に取り込んでしまった恥の意識から切り離せるように、過去を思い出す機会を自分に与えてやるのは大切なことです。過去を広い視野のなかで捉え直すことができるように、体験したことを語る必要があります。子ども時代、私たちは傷つきやすい子どもの目で出来事を見ていました。そして自分が悪い子だから、虐待を受けても当然なのだと信じていました。しかし大人として今、過去に体験したことが、いかに不当で非合理的で、かつ恐ろしいものであったかを話すことは安全になりました。体験を他人に聞いてもらい、それが事実であったと認めてもらうことは、非常に重要です。私たちには、自分のものの見方が正しかったと知る権利があります。しゃべらないことは過小評価や否認の一つのあり方で、そうしている限り自己（セルフ）を否定し、否認し続けることになります。真実だけが虐待の悪循環から脱出する方法なのです。

怒り

怒りは癒しの過程です。犠牲者やサバイバーは怒りの感情にまったく無頓着か、あるいは異常なほどこの感情を恐れるかのどちらかの態度をとります。もしあなたが怒りを感じないのなら、次のように自分に聞いてみてください。「私の怒りはどこへ行ったのか。怒りを現わすことはどうして安全ではないのか」と。怒りが存在している事実に心を開いてください。そこにあるのです。それはただ目には見えていないだけかもしれません。自分の怒りを他の感情と区別する前に、怒りに直面する必要があります。虐待されていて、加害者に向かって怒りを直接ぶつけることができない人は、怒りの矛先を別の場所に見出します。依存症や完全主義者、仕事依存、自罰的な自己対話、種々の慢性疾患、強迫的自慰行為、摂食障害、自傷行為などの強迫性障害が生じてきます。怒りは内に溜め込まれ、行動は自己破壊的暴力として現われます。

怒ってもいいのですが、自分や他人に暴力を働くのはいけません。

怒りを認め、これを放出する建設的な方法があります。治療的な状況のなか（で怒りに立ち向かう）のが一番良いでしょう。暴力を受けたり性的虐待の被害に遭った人たちを援助するために、十分な訓練を受けた専門家はたくさんいるのです。怒っていることを認め、建設的に対処していけば、自分の要求をはっきり認識できるようになるでしょう。怒りはまた、あなたが必要とする限界や境界線を設定するうえでの助けにもなります。怒りに気づき、建設的な形で表現することができれば、自分で自分の世話をする勇気も与えられていきます。

あなたはもう犠牲になったままの子どもではなく、かつて虐待されたことのある大人なのです。ですから過去を振り返り、子どもの頃信じて内在化していたメッセージに挑戦することによって、そのときにはもてなかった力を取り戻すことができるのです。健全な境界線を確立することを学ぶにつれ、回復に必要な力を獲得することができます。境界線をつくり、限界を設定できるようになれば、「ノー」と「イエス」を使う自由も見つけられます。子どもの頃「ノー」と言うのは安全ではありませんでした。「ノー」と言う自由をもっていなかったので、非常な恐れや絶望感に駆られ、あるいは他人の承認と愛情を必死に求めたがゆえに「イエス」と言い続けてきたのです。

回復とは、言いたかったのに「ノー」と言えなかったこと、そして「ノー」を言えなかったことにともなって生じた怒りと痛みを、何度も何度も繰り返して話すことを意味します。回復とは、あたかもあなたを保護してくれる友人のように、自分で「ノー」と言える力に気づくことなのです。あなたには「ノー」と「イエス」を言う権利があるのです。「イエス」が恐れから逃れるためや認めてもらうためにではなく、自由に使うことができるあなたへの素敵な贈り物だということがわかってくるでしょう。「ノー」と言えることに気づいてください。そのとき実のところ、あなたは自分自身に「イエス」と言っているのです。

「私が成長したとき、ただ一つのことだけを望んでいたことを覚えています。それは、私の周りでなされているのとは別のやり方で、それをできるようになりたいということです。二十三歳の誕生日の二日前、夫が酒酔い運転の罪で刑務所に入れられたとき、私は、自分がたった今、部屋の向こうに放り投げた子どもの動きのない目をのぞき込んでいました。そして私の世界と正気がぼろぼろになるのを感じました。私は彼らがかつてやったのとまったく同じようにしていたのです。

その二日後、私はある心理療法士の治療を受け、アラノンに紹介されました。そして一年以内に、別のやり方を学び始めました。自分の選んだことを確かめ始めることは、私の人生で初めてのことです。なんという驚きでしょう。夫のアルコール依存症が急速に悪化し続けたその後の六年間にも、私は自分の全体的な人格をまとめあげる仕事を進めることができたのです。

今夫はしらふで生きるようになって五年目です。私たちはこれが家族の病であることを学び、最低一人の家族メンバーが自分の生活を変えようと試みれば、家族全体の回復があり得ることを知りました。私は遂に別のやり方ができるようになりました。それは私によってより良い方法です。とうとう私は選択することができるようになったのです」。

第7章　アダルト・チャイルド

嗜癖問題のなかで育った子どもたちは、サバイバーとして生き残ってきたという脅威的な強さを内に秘めて成人に達します。彼らは生き残ってきたことに満足してはいますが、過去を振り返りたくはありません。そのため早晩、彼らは次のような問題にぶつかることになります。

●～の能力がない
——自分のものの見方を信じること
——他人を信用すること
——要求を明らかにすること
——感情を明らかにすること
——聞くこと
——リラックスすること
——自分からことを起こすこと

●～を恐れる
——感　情

――葛　藤

――拒絶や見捨てられること

●安全だと感じるためあるいは恥を避けるために、支配する必要がある
●未来への期待の縮小
●非現実的な期待
●激　怒
●抑うつ状態
●薬物乱用
●セックス依存
●仕事依存
●恋愛および人間関係の障害
●病的なギャンブル
●強迫的浪費
●摂食障害
●反復性の嗜癖的な関係

「こうした問題にかかわりをもたずにすむ人なんていないのではないですか」と言われるかもしれません。たしかに誰しもある程度はこれらの問題を抱えてはいます。しかし「ある程度」というのが

肝心なのです。アダルト・チャイルドは、上記の分野で、ある程度を超えた極度な困難さを体験しています。この極度な困難さゆえに、人生に心から幸せや意義を見つける能力が阻害されています。私は、アダルト・チルドレンには、生き残る以上の価値があると思っています。この本がアダルト・チルドレンに、これからの生き方についてのよい選択肢を提供できるものであれば幸いです。

回復は以下の二つの基本的な権利を受容することから始まります。

(1) 私は、現在の問題について話す権利をもっている。

(2) 私には、それについて感じる権利がある。

ジュデイス・ヴィオーストは『必要な喪失』のなかで、次のように言っています。「私たちは生きている限り、子ども時代に作られたパターンを繰り返しとり続けていくのかもしれません。現在が過去に強く影響されていることは間違いありません。けれどたとえ何歳になっていたとしても、洞察力が得られれば、過去と同じ悲しみの歌を歌い続ける必要がないことも、また事実なのです」。

アダルト・チルドレンは四つの主要な段階をふむことによって、過去を忘れ、そして悲しみの歌を繰り返さないことができるのです。

1　過去の歴史を探求する

回復は真実を語り、現実と体験に名前を付けることから始まります。過去を探求するのは、原因を探し出し非難するためにではなく、現実を発見し認めるためなのです。私は、家族メンバーは互いに相手の最善を願っていると信じていますが、それには正直であることから始まります。自分の現実に正直になることが、両親や兄弟たちを裏切ることにはなりません。仮に裏切り行為があるとすれば、それは嗜癖や機能不全家族システムのなかに存在しています。自分の体験を正直に話せないとき、私たちは自分自身だけでなく、家族の健全性の可能性をも裏切っていることになるのです。

過去の歴史を振り返るとは、「傷つけられるようなどんなことが起こったのか」「そのとき必要だったのにもっていなかったものは何か」と自分に問うてみることです。

過去を解き放つために、私たちは進んで否認を打破し、痛みを悲嘆していかなくてはなりません。言い換えれば、過去に受けた傷を隠し、これを秘密にし続けるのをやめて、自分自身に対して、過去に起こったことの事実を認めなくてはならないということです。私たちは人生の初めの十五～二十年間に、否認し、過小評価し、あるいは割り引いて考えるということをしてきたため、現在、正直に話すことに困難をともないます。否認が生き残り様式として子ども時代に提供された技術だったことには、疑いの余地がありません。不運にも防衛として始まった否認が、今では私たちの生き方の邪魔をする技術になってしまっています。私たちは生活全般にわたって、軽症化し、合理化し、割り引いて考える技術を用いています。否認を解いて過去を認めるとき、私たちには喪失したものをはっきり認識し、これにともなう痛みを悲嘆する機会が与えられるのです。それはまた、過去と本当の意味で決別する機会でもあります。過去を探求することは、有力化（エンパワメント）の一つの行動なのです。

しかし肝要なのは、最初の段階から次の段階へと進んでいくことです。そうでなければ悲嘆のプロセスは、単に誰かを非難するプロセスで終わってしまいます。非難に終始することは、アダルト・チャイルドの回復にとって望ましい状態ではありませんし、決してそうしてはいけません。私たちの回復は否認を打破し、痛みを悲嘆するところから、その先へ進んでいくのです。

2　過去と現在を結びつける

過去と現在を結びつけるとは、次のように自問することです。「この過去の痛みと喪失が、どんなふうに現在の自分に影響を及ぼしているだろうか」「過去は親である私、職場での私、対人関係における私、そして自分をどう感じているかということに、どのような影響を与えているのだろうか」と。過去の喪失と現在の生活との間に見出す因果関係は、私たちに方向づけを与えてくれます。因果関係に気づくことで、私たちは「今・ここで」にもっと集中できるようになります。このことによって私たちは、取り組むべき分野をはっきり確認できるようになるのです。

3　内在化した信念に挑戦する

内在化した信念への挑戦とは、次のように質問してみることです。「成長の段階で、私は一体どんな信念を心の内に取り込んできたのだろうか。それは今日の私の役に立っているだろうか、それとも有害だろうか。もっと健康な生活を送るためには、どんな信念が私の支えになってくれるだろうか」。あまりにも頻繁に私たちは次のような信念を内在化しています。「ノーを言うのはよくないことだ」

「他の人の要求は私の要求よりも重要だ」「誰も私が言うことなど聞いてはくれないだろう」「世間は私に借りがあり、私には権利がある」「他人は、どんな機会をも狙って、私を利用しだますだろう」。もしこうした信念が、望むような生き方の邪魔になっているのなら、私たちにはこの信念と取り組む責任があります。このような否定的な信念を手放し、代わりに新しい信念を再形成していく必要があるのです。

4　新しい技術を習得する

新しい技術を習得するとは、次のように問うことです。「現在の自分に役立つようなことで、過去に学んでこなかったものは何だろう」。私たちが身につけてきた技術や行動様式は、しばしば年齢のわりに未熟だったり、心の底にある恐れや恥ずかしさから出たものだったりします。新しい技術を学ぼうとすると、まるで自分が詐欺師にでもなったかのような気がします。そうした状況下においても、技術と結びついている感情や信念の問題に取り組むことで、私たちは獲得した新たな技術にさらに自信を深めていくことができるようになるでしょう。

数多くの問題を抱えているため、私たちは健康な決断が、現実的な期待、限界設定、感情の表出などさまざまなことを作り出すという課題に取り組まなくてはなりません。これまで述べてきた回復までの四つのステップは、いつも順番どおりに進んでいくとは限りません。通常私たちは、ここに挙げた順序で取り組んでいきますが、もしも早くやり終えてしまったら、もう一度前の段階に引き返して別の作業をすることになるでしょう。

自分が過去を抱えて生きていて、過去は現在と結びついて今の自分に影響を与え続けているのだと知ることは、防衛と技術双方の強化に対する共感を高めていくうえで重要です。これはまた、恥意識の軽減や長い間抱え込んできた痛みに責任をとるのをやめることにも役立ちます。自分がどうしてこのような生き方をしてきたかという理由は、何か遺伝的欠陥があったからでも、自分がいたらなかったせいでもないと理解することは、私たちの癒しを推進させる力になります。私たちが人生で作り出したい変化は、過去の有害な信念体系を手放して、新しい技術を取得することによって、直接もたらされるのです。

アダルト・チャイルドの諸問題に向き合うということは、現在の生き方に責任を果たすということです。私たちは正直な心で、選択肢をもって生きていっていいのです。もはや物事を実際とは違うふうに歪めて見る必要はありません。

家系図

自分の家族システムをより正しく理解するためには、家族の様子を心の中でイメージしてみることが役に立つことが多いのです。できる範囲でいいので、覚えている限りの家族メンバーの名前を書き出してみてください。多くの人たちはこの課題をやると、自分があまりにも家族の歴史について知らないことが多いと気づきます。もし名前を書けない人が大勢いるのなら、自分の歴史に欠落部分がある事実を率直に認めてください。その欠落の多さは、あなたに何を意味しているのでしょうか、どん

○：アルコールや他の薬物の問題を抱えていたとあなたが知っている人の名前

✓：摂食障害を抱えていたとあなたが知っている人の名前

×：身体的虐待の加害者および、あるいは被害者だとあなたが知っている人の名前

□：近親姦の加害者および、あるいは被害者だとあなたが知っている人の名前

☆：そのほか何らかの機能不全問題を抱えていたとあなたが知っている人の名前および、その障害の中身

あなたが強い肯定感を抱いている人の名前を○で囲んでください。そして愛着を感じる理由を記述してみてください。

両　親

2番目の夫（継父）	母	父	2番目の妻（継母）
＿＿＿＿	＿＿＿＿	＿＿＿＿	＿＿＿＿
＿＿＿＿			＿＿＿＿

兄弟姉妹 自分も含む	その伴侶	子ども	
＿＿＿＿	＿＿＿＿	＿＿＿＿	＿＿＿＿
＿＿＿＿	＿＿＿＿	＿＿＿＿	＿＿＿＿
＿＿＿＿	＿＿＿＿	＿＿＿＿	＿＿＿＿
＿＿＿＿	＿＿＿＿	＿＿＿＿	＿＿＿＿
＿＿＿＿	＿＿＿＿	＿＿＿＿	＿＿＿＿
＿＿＿＿	＿＿＿＿	＿＿＿＿	＿＿＿＿
		＿＿＿＿	＿＿＿＿
		＿＿＿＿	＿＿＿＿
		＿＿＿＿	＿＿＿＿
		＿＿＿＿	＿＿＿＿
		＿＿＿＿	＿＿＿＿
		＿＿＿＿	＿＿＿＿

母　方

（母方の祖父母）

祖母/祖父

叔母とその伴侶

子どもの名前

叔父とその伴侶

子どもの名前

父　方

（父方の祖父母）

祖母/祖父

叔母とその伴侶

子どもの名前

叔父とその伴侶

子どもの名前

問題について話をした頻度

	全くなし	1回きり	たまに	しばしば
母親＿＿＿＿＿＿	□	□	□	□
父親＿＿＿＿＿＿	□	□	□	□
継母＿＿＿＿＿＿	□	□	□	□
継父＿＿＿＿＿＿	□	□	□	□
兄＿＿＿＿＿＿	□	□	□	□
弟＿＿＿＿＿＿	□	□	□	□
姉＿＿＿＿＿＿	□	□	□	□
妹＿＿＿＿＿＿	□	□	□	□
祖父母＿＿＿＿＿＿	□	□	□	□
その他の家族＿＿＿＿＿＿	□	□	□	□
教師＿＿＿＿＿＿	□	□	□	□
カウンセラー＿＿＿＿＿＿	□	□	□	□
牧師＿＿＿＿＿＿	□	□	□	□
友人＿＿＿＿＿＿	□	□	□	□
近所の人＿＿＿＿＿＿	□	□	□	□
その他＿＿＿＿＿＿	□	□	□	□

なことを暗示しているのでしょうか。もしも自分一人で課題に取り組むのが難しければ、他の人に手伝ってもらってもかまいません。

話すこと

「しゃべるな」のルールに縛られた家庭で育った結果、人びとは非一貫性、真実でないこと、痛みをともなう感情に対して、ただ黙って耐えていくようになっています。小さな子どもだったとき、あるいはティーンエージャーだったとき、家庭の問題について話をした相手を思い出してください。そしてその人たちにどの程度頻繁に話をしたか考えてみてください。

次に現在、問題を分かち合いたいと思っている人を挙げてください。

あなたには子ども時代やティーンエージャーのときに、家族のなかで生じていた問題で話すことができなかったいくつかの領域があったと思います。そのときの状況に当てはまるものを、以下の事例から選んで○をつけてください。

●恥ずかしかった
●裏切っているようで不誠実に感じた
●ばつが悪く気後れした
●話すには何が起こっているのか十分に理解していなかった
●信じてもらえないのではないかと心配した
●話してはいけないとはっきり指示された
●話すべきではないと、言葉によってではなく遠回しに指示された
●他の誰もそのことについて話してはいないようだった
●もしもしゃべったら悪いことが起こってしまうと信じた
●話すことで良いことなど何もないと信じるようになった

もし大人になった今でも、子ども時代や思春期のことを話すのが難しいのなら、上記に挙げた事例で、現在当てはまるものにチェック（✓）を入れてください。

現在の人間関係のなかで、子ども時代のことについてすでに話をしている人、あるいは進んで話をしたい人の名前を挙げてください。

もしもあなたが、

●成長期のことを話すのを恥ずかしく思うなら、それが自分のせいではないと理解してみてください。両親はできることなら状況を違ったものにしたかったのかもしれません。

●話すことに罪悪感を抱くなら、話すことが両親、家族、自分自身を裏切ることにはならないのだと信じてください。仮に裏切りがあるとすれば、あなたが裏切っているものは嗜癖システムなのです。

●子ども時代のことに困惑しているのなら、おそらくそれは混乱に満ちていたあなたの人生を正しく描写しているのです。非合理的な行為を合理的な方法で説明しようとするとき、困惑したものに聞こえてしまうのは当然です。話すこと、それはあなたの認識を明白にするのを助けてくれます。

●信じてもらえないことを恐れているなら、あなたの体験がそれほど稀なものではないことを実証してくれる、たくさんの情報を利用してください。

●(具体的にあるいは非言語的な方法で) しゃべらないように指示されてきたのなら、その指示は恐れや罪悪感に動機づけられたものでした。あなたはもはやそれに従って生きる必要はありません。

●過去に話をしたことのある人から、何か否定的な反応をもらったのなら、今はもっと健康な援助システムを選択する自由があることを心に留めておいてください。

●「話すことでよいことは何もない」と信じるように条件づけられてきたのなら、真実を語り始めたときにのみ、過去を手放し現在を楽しむことができるのだと信じてください。

子ども時代のことを話してみましょう。

そして次のように問いかけてみてください。

「私が他の人に話すのをためらっているのはどんなことだろうか。それを話すのを邪魔している信念は何だろうか」。

否　認

家族一人ひとりの否認を受け入れたら、家族全体の環境が否認によってどう影響されていたかが理解できるようになります。あなたの家族が、状況や感情を割り引きしてとらえていた、あるいは過小評価していたときを思い出してみてください。

私は母が～のとき、［過小評価／割引して考える／合理化］していたのを覚えている。

私は父が〜のとき、［過小評価／割引して考える／合理化］していたのを覚えている。

私は継父母が〜のとき、［過小評価／割引して考える／合理化］していたのを覚えている。

私は兄弟が〜のとき、［過小評価／割引して考える／合理化］していたのを覚えている。

私は姉妹が〜のとき、［過小評価／割引して考える／合理化］していたのを覚えている。

次に現在の自分を振り返って、以下の文章を完成させてください。

現在私は過小評価［割引して考える／合理化］している。

1．

実際の状況は〜である。

現在私は過小評価［割引して考える／合理化］している。

2．

実際の状況は～である。

現在私は過小評価［割引して考える／合理化］している。

3．

実際の状況は～である。

現在私は過小評価［割引して考える／合理化］している。

4．

実際の状況は～である。

上記の練習問題をやっていくうちに、あなたは否認に基づいて行動してきたことを認識するようになっていきます。そしてこの気づきによって、あなたはより正直になって自分の感情を認識し、ひいては自分の要求をはっきり認めて今よりもっと上手に自分の世話をする機会がもてるようになるでしょう。否認を解除することで、あなたは物事をありのままに見ることができるようになるとともに、長い間抱えてきた問題を軽減して「今、ここで」生きていけるようになるにちがいありません。

感　情

私たちの否定的な感情は、それについて話すことができるとき、威力を失っていくものです。表現しないと、こうした感情はただ蓄積されていくのです。何年も前に、幼い子どもとして私たちは、丘の上から小さな雪玉を転がすように、自分の感情を一つの玉にして転がし始めましたが、今では感情は巨大な雪玉のようになっています。雪玉が谷底に達したとき、つまり子どもが成長したときには、痛みの上に痛みが積み重なったような感情がひたすら貯め込まれているのです。疑う余地なく私たちは脅えています。ですから現在、私たちがあらゆる感情に触れようとすると打ちのめされてしまうのは無理もないことです。

現在の失望、喪失、怒り、恐れといった感情は、過去の失望、喪失、怒り、恐れともつれ合っているため、過去の感情と現在の感情を識別することが難しくなっています。ある感情をもっているからといって、それに乗っ取られて行動を起こす必要はありません。どういう感情をもっているかということと、どう対処するかということは、別問題です。回復の初めの段階では、感情を認識し、それをはっきりつかむことです。否定したり小さく見積もったりせずに感情を友人にしてください。感情は、あなたを支配しようとしているわけではなく、何かをあなたに伝えてくれる合図や信号なのです。感情を受容し、それを表現することができれば、あなたの不安は軽減し、内なる自分への自信をさらに高めていけるでしょう。感情が不適切に反応するのは、理解されていないときだけなのです。

●あなたが特定の感情を表わすことを妨害しているメッセージは何ですか？
●どこでこうしたメッセージを受け取ったのですか？
●このメッセージに従ってきたことで、支払っている代償は何ですか？

もしあなたが感情をもつことに不慣れでしたら、感情を認識し表現することの価値を知ることが大切です。そうすれば次のような利益がもたらされます。

●自分の感情を知り、自分自身にもっと正直になるとき、他の人びとに対しても、より正直になることができる。
●自分の感情に触れるとき、他の人びとともに、より親密な関係が築けるようになる。
●自分がどう感じているかわかるとき、必要なものを求められるようになる。
●感情を経験するとき、より生き生きした実感をつかめる。

感情をつかみとり表現することが大事だと考えられる理由を、さらに二つ追加してみてください。

以下の項目のうち、自分で認められる感情を選んで○をつけてください。

愛　　　　恥
恐れ　　　幸福
心配　　　罪悪感
悲しみ　　困惑
落胆　　　欲求不満
怒り　　　寂しさ
傷つき　　羞恥心
嫉妬　　　憎しみ

いつどこでこうした感情を経験したかを書き出してください。もし感情を特定するのが難しいなら、この頁をコピーして、一日もしくは一週間に一回、今どんな感情を体験しているか確認してください。そしてそれを他の人と分かち合ってみてください。感情が明白になればなるほど、それを理解したり受け入れたりすることが容易になりますし、感情に対して建設的に振る舞うこともできるようになるのです。肯定的な感情は、人びとが求めるものであるのに対して、否定的な感情は、何が必要なのかを教えてくれる合図や信号と見ることができます。

「寂しいと感じるとき、それは私が援助を必要としていることを意味している」。
「怒りを感じるとき、私は自分の立場を明らかにする必要がある」。

感情	母	父	感情	母	父
愛	1 2 3 4 5	1 2 3 4 5	恥	1 2 3 4 5	1 2 3 4 5
恐れ	1 2 3 4 5	1 2 3 4 5	幸せ	1 2 3 4 5	1 2 3 4 5
心配	1 2 3 4 5	1 2 3 4 5	罪悪感	1 2 3 4 5	1 2 3 4 5
悲しみ	1 2 3 4 5	1 2 3 4 5	当惑	1 2 3 4 5	1 2 3 4 5
落胆	1 2 3 4 5	1 2 3 4 5	欲求不満	1 2 3 4 5	1 2 3 4 5
怒り	1 2 3 4 5	1 2 3 4 5	寂しさ	1 2 3 4 5	1 2 3 4 5
傷ついた	1 2 3 4 5	1 2 3 4 5	羞恥心	1 2 3 4 5	1 2 3 4 5
嫉妬	1 2 3 4 5	1 2 3 4 5	憎しみ	1 2 3 4 5	1 2 3 4 5

「脅えているとき、私はそのことを誰かに知らせる必要がある」。

苦痛な感情を信号と捉えられれば、それを受け入れるのは簡単であり、より建設的に対処できるようになるでしょう。感情を認めることによって、感情に支配されたり、抑うつや混乱や怒りに翻弄されることは少なくなるものです。

上のテストは、家族パターンについての認識と洞察を得るためのものです。

1から5までで一番近いものを選んでください（1はほとんど表現されないこと）。5は最も頻繁に表現されることです。あなたの両親がどんな感情をどの程度の頻度で表現していたか点数をつけてみてください。

上の表を見て考えてください。あなたはどの感情をもっと表現してもらいたかったですか。どの感情は表現してほしくなかったですか。

成人になってからも反復されているパターンがありますか。

泣くこと

子どもの頃、あなたたちは泣かないようにするか、独りぼっちで声を立てずに泣くことを身につけてきました。アルコホリックからの回復の道を歩んでいる三十六歳のジェリーは、泣くことについて次のように語っています。彼は決して泣くことのない子どもでした。まだ幼かったとき、たった一度泣いたのを覚えているのは、ペットが死んだときでした。彼は「タフ」に「生き残って」思春期から成人期を迎えました。彼はカウンセラーに、アルコホリズムによる九回の入院を含む、どんな個人的不運にも泣けなかったことを話しました。降伏することは、嗜癖問題を回復した人には本質的なことです。それは、人生における彼の置かれた状況に対する否認システムを、精神的、情緒的、身体的、霊的に打破していくことなのです。ジェリーの降伏は、十回目の入院で治療プログラムに参加したその日、涙を浮べたときに始まりました。ジェリーは泣く必要があったのです。彼は、「タフ」で「独りぼっち」であることや、語らず、感じず、信じないという否認の罠にはまっていることをやめる必要がありました。涙が突破口となりました。もしもあなたが、泣かないことや、独りで静かに泣くことを身につけてきたアダルト・チャイルドであったなら、自分自身の回復のプロセスをたどる前に、このパターンを破る必要があることを理解しておかなくてはなりません。降伏は、回復にとって最初のステップなのです。

多くのアダルト・チャイルドは、上に述べたようなパターンを示しますが、一方で、理由もなく泣くアダルト・チャイルドもいます。不適切なときに泣いたり、適切なときであっても泣き過ぎたりするようです。三十五歳のチェリルは言いました。「泣くのに疲れてしまいました。子どもの頃にはまったく泣かなかったというのに、今ではどんなに些細なことでもすぐに泣き出してしまいます。怖かったり、拒絶されたり、悲しいニュースを聞いたり新聞で心暖まる記事を読んだりしたときに。コントロールできなくなっているみたいなんです。本当に当惑してしまいますが、それより困るのは泣くのを止められないことが本当に恐いのです」。

次のことが大切です。①泣く必要があることを認識すること、②自分自身に泣くことを許すこと、③このことを他の誰かに知らせること、④その人からあなたの支えになってもらうこと。

あなたはこれまで泣くことについて受け取ってきた次のようなメッセージを再評価してみる必要があります。「泣くことは、よくないことだ」「男の子は泣かないものだ」「めめしい男だけが泣く」「もし泣いたらもっとひどく殴ってやる」。そしてこれらに代わるような新しいメッセージを見つけることです。「泣いてもいいんだ」「泣くのを許すことは大切だ」「泣くことは健康的な感情の解放だ」「多分もっと良い気分になるだろう」。

子どもだったとき、あなたは泣くことにどう対応していましたか？

- 泣きましたか？
- あなたが泣いたとき、他の人はそれに気づいていましたか？
- あなたが泣いたとき、誰かに慰めてもらいましたか？

●泣かないようにするために、どうしていましたか？

次に現在の自分に聞いてみましょう。

●どういうときに泣きますか？
●泣いたことがありますか？
●独りぼっちのときにしか、泣きませんか？
●激しく泣きますか、あるいは静かにゆっくり泣きますか？
●感情を傷つけられたとき、泣きますか？
●はっきりした理由もなく泣きますか？
●あなたが泣くとき、他の人はそれを知っていますか？
●あなたが泣くとき、他の人はそれを見ていますか？
●あなたが泣くとき、他の人はそれを聞いていますか？
●あなたが泣くとき、誰かに慰めてもらいますか？
●あなたが泣くとき、誰かに抱きしめてもらいますか？
●あなたが泣くとき、誰かにそばに座っていてもらいますか？
●泣かないようにするために、どうしていますか？
●誰かに傷つけられたとき、自分がバカだからだと言いきかせますか？
●泣く自分を怒っていますか？

●子どもの頃と大人になってからと、泣き方はどう違っていますか？

今までの質問を、もう一度ゆっくり読み返してみてください。それからあなたが自分についてわかっていることを他人と話してみてください。話す相手は、治療者、アラノンのメンバー、スポンサー、友人のなかから、一緒にいると安心できて、自分の傷つきやすさを許せるような人を選んでください。他の人びとも泣くことに対して偏見をもっているかもしれませんが、これまでじっくり時間をとって探求したことのなかった問題について話し合うことを、歓迎してくれる場合もあることを忘れないでください。

あなたはまた、泣くことを恐れる気持ちが何に基づくのかを考える必要があります。支配しようという意識が強すぎる人にとって、泣くことの恐怖とは、自分がばらばらに壊れてしまうことへの恐怖です。つまりコントロールができなくなってしまう、いったん泣き出すとヒステリックな行動になってしまったり、止めることができなくなってしまうような怖れです。恐怖が強ければ強いほど、あなたには他人からの援助が必要なのです。保護的かつ健康的な状況を作り上げる必要性を理解してください。泣くことは非常に恐ろしいかもしれませんが、ヒステリックになる必要はありませんし、またそうはならないでしょう。あなたは五分間泣くかもしれませんし、十分間ぐらい泣くかもしれません。セラピストとして私は、何百人もの人たちが泣くのを見てきましたが、その場から連れ出さなければならないような事態になったことは一度もありませんでした。繰り返して言いますが、あなたは未解決の感情をたくさん貯め込んできたのです。あなたの涙は通常、悲しみ、困惑、寂しさ、喪失などに関連しています。

恐　怖

あなたは打ちのめされるような恐怖感を体験しているかもしれません。その恐怖感はおおかたの場合とらえどころのないものです。あなたには恐れをまったく感じないですむ時期と、これとは対照的に極端な恐れを感じる時期が交互に訪れているのかもしれません。あるいは慢性的に名状しがたい恐れを感じている状態にあるのかもしれません。

多くのアダルト・チャイルドは、自分の欲求を伝えたら他人からの愛を失ってしまうのではないかと恐れているために、要求を表現することを恐がっています。ドーンは言っていました。「自分では随分成長したと思っていますが、夫に欲求や要求を表現するときには、本能的に怖くなります。自然に心を開いて、自分を開示することは難しいです。夫の愛情を失ってしまいそうで怖いんです」。

子ども時代から大人への成長の過程で、あなたは対決することへの恐怖を体験しているかもしれません。たいていの場合、対決とは単なる不一致や疑問でしかありません。それにもかかわらずこの恐怖感は強烈で、アダルト・チャイルドはそれを本物の対決なのだと考えてしまいます。恐怖感は、長年親から受けてきた嫌がらせや、その結果としての罪悪感や恥辱感によってもたらされたものでしょう。こうした恐怖感は、家族のなかに建設的で健康な不一致がなかったために、長い間持続されています。嗜癖者は自分に同意しない者には我慢ができないので、どんなふうに表現された不一致も、大声での怒鳴り合いに終わってしまいます。同意しないことを裏切り行為ととって、嗜癖者は子どもを見くびり非難するようになるのです。

　子どもの頃に、次に何が起こるか予測できないという、わからない恐怖を数多く体験したアダルト・チャイルドは、大人になっても、不確実性やわからないことへの恐怖を経験し続けるでしょう。何が起こるかわからない恐怖は、人を身動きできなくします。恐怖の罠にはまると、人は情緒的に身動きがとれなくなってしまうのです。そうなると、人は自分の考え方を過小評価し、他人の考えを検討してみる勇気をもてなくなる傾向があります。結果として、その人は孤立し、低い自己評価しかもてなくなり、しばしば抑うつ状態や不安障害に苦しめられます（あなたの人生が、慢性的な恐怖・心配に覆われていたり、いつも喜びのない状態であったり、あるいはパニック発作を起こしていると思うなら、

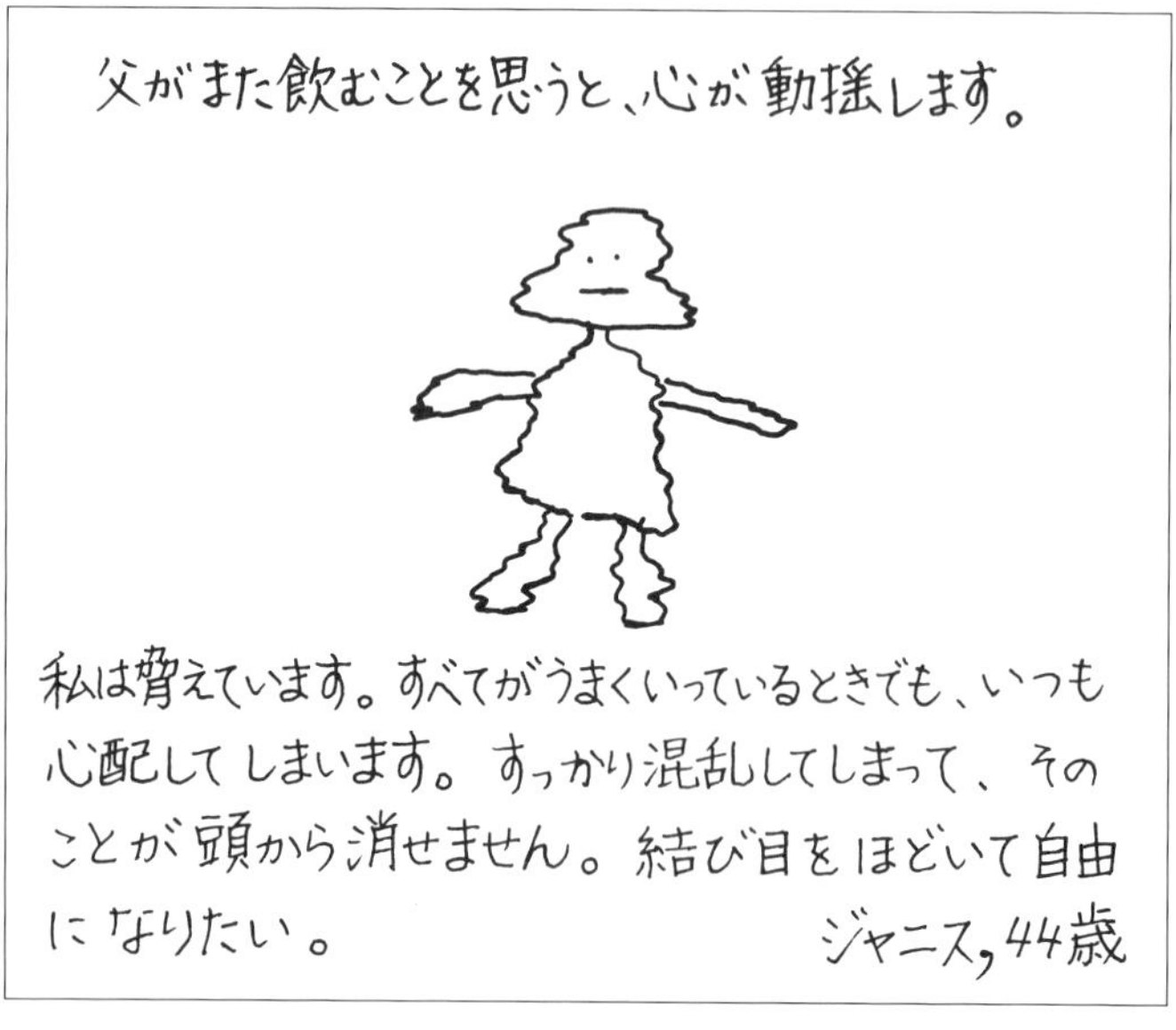
父がまた飲むことを思うと、心が動揺します。
私は脅えています。すべてがうまくいっているときでも、いつも心配してしまいます。すっかり混乱してしまって、そのことが頭から消せません。結び目をほどいて自由になりたい。
ジャニス，44歳

すぐに医者に診てもらってください)。

次の質問に答えてください。

●子どもの頃、何が怖かったですか？
●独りぼっちにされるのではないかと怖かったですか？
●殴られるのではないかと怖かったですか？
●お母さんかお父さんが、自分を愛してくれないのではないかと怖がっていましたか？
●子どもの頃恐怖を感じたとき、どうしていましたか？
●自分の部屋へ行って泣きましたか？
●その代わりに怒りましたか？
●押し入れに隠れましたか？
●兄弟姉妹に、一緒にいてくれるよう頼みましたか？
●あなたが怖がっていることを、他の人は知っていましたか？
●お母さんは知ることはできたと思いますか？
●姉妹もしくは祖父母は知っていたと思いますか？
●その恐れをどのように表現しましたか？
●おねしょをしましたか？
●恐れを怒りで隠していましたか？

●大人になった今でもとり続けている子どもの頃と同じパターンは何ですか？
●怖くなると、その場を離れて引きこもっていますか？
●引きこもる代わりに今でも怒っていますか？
●恐れを誰かと共有しますか、それとも今でも怖くない振りをしていますか？

上記の質問を、あなたが信頼できる他のアダルト・チャイルドの人にしてください。そして互いの答えを分かち合ってみてください。

回復のゴールは、恐れを「感じないようにする」ことでも、恐れに封じ込められてしまうことでもありません。恐れは素晴らしい動機づけになりますし、自分の要求を知る確かな合図にもなり得ます。

怒り

今日わが国の司法裁判所は、怒り狂った薬物乱用の加害者であふれかえっています。いかなる日をとってみても、約百七十万人の男女が、アメリカ合衆国の連邦および州の刑務所や地方の拘置所に投獄されています。最近のある研究は、投獄中の人の八〇％以上が、薬物使用の問題を抱えていると報告しています。また別の調査によると、アメリカ人の成人百四十四人に一人が薬物使用に関連した犯罪によって投獄されていることになります（コロンビア大学にある「国立嗜癖・薬物乱用センター」の一九九八年の報告)。このような報告とは別に、私はこうした犯罪者の大多数は、まぎれもなく嗜癖家族のなかで育った怒れるアダルト・チャイルドだろうと推測しています。

怒りの感情は誰にとっても自然なものですが、嗜癖家族のなかで育っていると、怒りはしばしば抑圧され、ねじまげられ歪曲したものになっています。常に否認されてきたこの感情は、抑うつ的行動、過食、過眠、世話焼き行動、心身症的障害など多岐にわたった形をとって、存在を主張していきます。あなたは、慢性的な怒りや憤怒のなかで生きてきたか、常に爆破しそうな怒りを抑えてきたか、あるいは怒りを回避してきたか、これら三つのうちの一つの態度をとり続けてきたのではないでしょうか。片方の親は、怒りを爆発させるという極端さで、もう一方の親は怒りをまったく避けるという反対の極端さで怒りに対処していました。怒りはしばしば緊張に満ちた沈黙や、あからさまな非難のし合い、あるいは一方が責めるだけで、他方はそれを受容するだけという環境のなかで表現されます。現在でもこの人たちは、そのパターンを繰り返しています。この人たちは昔身につけたものと同じ極端な方法で、怒りを操作し、しばしば自分と同じパターンをとるような人をパートナーに選んでしまいます。

三十一歳のリーは、自分の怒りには気づいていましたが、その吐き出し方を知らない人でした。「僕は苦しみと憎悪を手放さなければなりませんでした。この感情を見ることを避けてきました。僕は男でも女でも誰にも近づいたことがありません。自分だけの世界で苦悶していただけです。対外的にはうまくやっているように見えたでしょうし、仕事上もそつなくこなしていました。けれど自分のなかの怒りという醜いものを見せるのが怖くて、誰一人とも親しく付き合うことはできませんでした」。

カーリーは、いかなる葛藤をも恐れる気持ちが突如暴力として噴出するさまを、次のように描写しています。「ほとんど何の言い争いもなかった四年間の結婚生活の後、私はある朝夫を起して言いました。〈家を出て行くわ〉。そして微笑んだのです」。彼女は、結婚生活に足りないものとか、何かを変えたいとかについて議論したことはなかったと言います。怒っていたわけでもなく、ただ出て行きたかったそうです。彼女は子どもの頃、どんなことについても議論することが許されていなかったので、夫が声を荒げると、単純に彼の欲求に同意しました。カーリーは離婚しましたが、もし彼女が同意しない能力を持ち合わせ、自分が何を必要とし、何が欲しいのかを表現できていたなら、おそらく離婚することはなかったでしょう。しかし彼女にとって、自分自身の感情であれ夫の感情であれ、怒りに取り組むことはあまりに恐ろしく荷が重すぎる作業だったのです。

怒りを回避しているアダルト・チャイルドもいますし、一方で慢性的に怒っているとか、単に人生を憎んでいる人も大勢います。(どのようなタイプであろうとも)すべてのアダルト・チャイルドにとって、怒りの問題を解決することはどうしても必要な作業です。怒りは本来、人間の自然な感情ですから、どのように怒りに対処するかということは学べますし、自分の要求をよりよく満たすために再構築していくこともできます。感情はあなたの自然な一部であることを忘れないでください。そしてこれをあなたを導く指針として使ってください。

次のことを自分自身に尋ねてみてください。
●子どもの頃、怒ったときどうしましたか？
●怒りを呑み込み気づかないようにしましたか？
●ピアノを強いタッチで弾きましたか？
●弟や妹を殴りましたか？
●自分の部屋に行って泣きましたか？
●他の家族は怒ったとき、どうしていましたか？
●お父さんは、飲酒量を増やしましたか？
●お母さんは、飲酒量を増やしましたか？
●兄弟は肩をすくめて外へ出て行き、友だちと遊んでいましたか？
●姉妹はただ黙って静かに泣いていましたか？
●自分がかっとなるのを恐れていますか？
●ヒステリックになるまで泣いてしまうのではないかと恐れていますか？
●もしも今、自分の怒りを本当に認めてしまったら、何が起こるだろうと恐れていますか？

怒りに他の人がどう対処しているか話し合ってみてください。何について怒っているか、その怒りをどう表現しているのか聞いてみてください。そして互いのパターンを比較してみましょう。あなたは自分だけが特別なのではないと理解できることでしょう。

子ども時代に、怒ってもよかったのにと思うことをすべて書き出してみましょう。
以下はその事例です。
●酔っ払った母を殴った父に、怒ってもよかったと思う。
●父が私の犬を捨てたことに、怒ってもよかったと思う。
●クリスマス・イブに母が酔いつぶれてしまったことに対して、怒ってもよかったと思う。
●父が酔っ払っていると話したのに、母が聞いてくれなかったことに対して、怒ってもよかったと思う。

次に大人として、怒ってもよいのに実際には怒りを表現していないことを記載してみてください。

以下はその事例です。
●断酒しようとしない父に怒ってもよいのに。
●妹が母に会いに行かないことに対して、怒ってもよいのに。
●父母のことを話したいのに、夫が耳を傾けてくれないことに対して、怒ってもよいのに。
●他人が私をだましていると思うとき、怒ってもよいのに。

子どものときあるいは大人になった今、怒ってもよかったと思う状況を四つか五つ挙げて、それぞれの文章の「怒ってもよいのに」の部分に大きな×印をつけてください。それから自分が怒っているかどうかによって、「私は怒っている」「私は怒っていた」「私は今でも怒っている」と書いてみてください。

下記はその事例です。

●父が母を殴ったことに対して、今でも父を怒っている。
●決して断酒しない父に怒っている。
●父が私の犬を捨ててしまったことに対して、今でも怒っている。
●母がクリスマス・イブに酔いつぶれたとき、私は怒っていた。
●他人が私をだますとき、私は怒っている。
●父が酔っ払っていると話したのに、母が聞いてくれなかったことに対して、今でも怒っている。
●父母のことを話したいのに、夫が耳を傾けてくれないことに対して怒っている。

自分が書いた文章や思っていたことを振り返り、今どういう感じがしているか気づいてください。もしあなたがこのテストを誰かと一緒にやっているなら、あなたの感じていることをその人に話してみましょう。感情を認めるのは難しいですか。過去を認めるだけで楽になる人もいるでしょうし、感情を認めるのが嫌な人もいるでしょう。他の感情同様に、怒りを認めることは、回復にとって不可欠な部分ということを覚えておいてください。あなたが自分の体験を自分自身や他の誰かと分かち合えれば、回復はより快いものになるでしょう。感情を分かち合える相手として選んだ友人たちと、なおいっそう親密になり、結びつきが深まるという利益も得られます。

罪悪感

十年、三十年、もしかしたら六十年もの間、罪悪感を、特に自分でもまったくどうにもならないことに対しての罪悪感を抱え続けていることを想像してみてください。子ども時代に絶えず罪悪感を感じるように仕向けられていると、その人は成長するにつれて、自分の心の中にますます罪悪感を積み重ね続けていくようになります。

私がジェイクに会ったのは、彼が七十四歳のときでした。彼はある地域の援助機関の調査研究班に参加してもらえないかということで、私を訪ねてきました。自己紹介をして、その機関の必要性について話した後で、彼は自分は私の仕事をよく知らないけれど、他の人から私が「アルコホリックの親を持った子どもたち」について仕事をしていると聞いたのだがと言いました。

私はその情報は正しいですと答え、仕事の内容について説明し始めました。ところが話して三、四分しか経たないところで、彼は、突然私の話をさえぎって、こう言いました。「そうなんだ、そのとおりなんだ、私の父はアルコホリックだったんだ。もう死んでしまったがね」。彼は私から目を背けるとじっと床を見つめていました。「そのとおりさ。私が十三歳のときだった」。と、彼は今度は天井を見上げて言いました。「父は三十一歳か三十二歳だった。酔っ払っていたとき事故に遭って死んだのさ」。途切れ途切れに彼は話を続けました。「私は何もわからなかった。本当に何も知らなかった。良い子になろうとしたさ。だけど父が何を望んでいたかは全然わからなかった。ただ自分が父の嫌がることをしていたのは知っていたけど、私は悪い子じゃなかった」。

ジェイクは七十四年間も罪悪感を抱えてきました。彼は多少老境に入っていたために、まとまりなく長々と話をしたのではありません。彼は純粋に罪悪感を感じていました。彼は今でも、父親の飲酒のみならず彼の死さえも、自分のせいだと信じています。ジェイクは依存症の進行について何の理解もなかったために、六十一年間も罪悪感に苦しめられてきたのです。

ジェイムズが私に語ったことはこうです。「これまでの人生、ずっと罪悪感にさいなまれてきました。私が弟や妹の面倒を見る責任をとらなかったからです。十八歳のとき、母を捨てて陸軍に入りました。そうです、私は母を捨てたのです、アルコホリックの父親と同じように」。

アラノンで一年半真剣に罪悪感について学んでいる三十五歳のジュリーは言いました。「私は母親とのことで、たくさんの問題をもっています。彼女の絶え間ない批判や、一体なぜ自分が批判されるのかわからないことに対する罪悪感、そして自分が生きていることそのものが罪に思えてしまうことについてなどです」。

アダルト・チャイルドは自らが責任を負うべき事柄について見直す必要があります。ＡＡとアラノンの素晴らしさの原理である『平安の祈り』にあるように。

「神様、私にお与えください。
変えられないものを受け入れる平安と
変えられるものを変えていく勇気を

そしてこの二つを見分ける賢さを」。

理解すればするほど、あなたは親たちの嗜癖問題や行動に何の責任もないことが受け入れやすくなっていきます。子どものときに、情緒的にも心理的にも身体的にも、ほんの子どもとしてしか振る舞う能力がなかったことを理解することが大切です。そのことをしっかり受け入れれば、ひどく自分を責めたり罪悪感を背負い込んだりしなくてもすむようになります。

あなたが抱えてきた罪悪感について考えてみてください。あなたは「私さえ～だったら」と言ったことがありますか。今すぐ時間をとって、罪悪感を見直してみるために次の練習をやってください。

子どもの頃、もし私さえ～だったら……（文章を作る）
十代の頃、もし私さえ～だったら……（文章を作る）

こう考えてみてください。もし同じ環境、同じ状況の六歳、十二歳、十八歳の別の子どもがいたなら、その子はあなたと違うように振る舞えるでしょうか。実際にはたとえ二十五歳や三十五歳になっていたとしても、嗜癖やそこから波及するさまざまな問題についての知識がなければ、違うように振る舞うことはできないのではないでしょうか。大人になった今、すべての罪悪感を受け入れてしまうパターンは打破する必要があるのです。

自分自身に問いかけてみてください。

●子どもの頃、罪悪感に襲われたとき、どうしましたか？
●ずっと謝罪し続けたでしょうか？
●自分が悪いと思うことには、埋め合わせをするような完璧な子どもでしたか？
●怒りっぽい子どもだったでしょうか？

現在あなたが影響を及ぼす力をもっている状況を現実的な観点で認識することが大事です。私たちは、しばしば自分に力がある分野に対して歪んだ認識をもっています。そのために偽りの罪悪感に縛られて生きています。本物の罪悪感とは、自分がしたことやしなかったことに対して後悔、自責の念を抱くことです。偽りの罪悪感とは、他人の行動や行為に対する感情を背負い込むことです。

罪悪感をもつことが長年の習慣になっているため、過去を振り返り、妥当だったことと不当だったことを言葉で詳細に説明することが重要です。その作業をしていくことで、長年身についた偽りの罪悪感を植えつけられてきたパターンについて理解し、この悪習慣をやめるための技術を獲得することができるでしょう。

下記の文章の空白部分を埋めて、文章を完成させてください。最初の空白に「ノー」を入れてから、残りの文章を作ってください。

ノー　私は彼（彼女）が＿＿＿＿＿＿＿＿＿したとき＿＿＿＿＿＿＿＿＿に対して責任がなかった。

ノー　＿＿＿＿＿のとき、＿＿＿＿＿＿＿それは私のせいではなかった。

ノー　＿＿＿＿＿＿＿＿＿＿のは私の義務ではなかった。

しばらく時間をとって、自分のせいではなかったのに、罪悪感を感じてしまうことを書き出してみてください。

多くの場合、人は罪悪感を感じると、泣き出してしまったり、悲しみや失意に沈んでいるように見えたり、あるいは罪悪感をねじ曲げて怒りに変えてしまったりします。偽りの鎧をつけて真の感情を覆い隠すことが、習慣化してしまいます。生き残るために、人は感情を歪曲して表現するのです。

あなたは何に罪悪感を感じますか。

●日々の生活の些細なことに対してですか？

●日々の生活のすべてに対してですか？

罪悪感を感じたとき、どうしますか。

●悪いと思った相手にプレゼントを買いますか？

●憂うつになりますか？

●怒りますか？
●自分を厳しく非難しますか？

罪悪感を感じたら、ただ次のように自分に聞いてみてください。
●状況を変えるために私は何をしただろうか？
●状況を変えるために、何ができるだろうか？
●利用できる資源を使って、できることはすべてやったと認められるだろうか？

過ちを犯してもいいと自分に許可を与えてください。自分のことには責任をとってください、けれど自分のことでないことに責任を感じてはいけません。あなたは罪悪感にどう対処するか学ぶとともに、自己イメージや自分自身の恐れや怒りの感情を理解し、表現する能力の開発に取り組む必要があります。

感情にフタをして隠す方法はたくさんあります。不安、抑うつ、過食、過眠、不眠、高血圧、仕事のしすぎ、いつも気分がすぐれなかったり、いつも疲れていたり、極端に愛想よくしたり……こうした例にはこと欠きません。感情を覆い隠すことは、あなたの人生に影響を及ぼすだけでなく、伴侶や恋人、子どもたち、友人たちとの関係にも障害となります。今がこのパターンを変えるチャンスです。でもこの作業を孤立したなかではやらないでください。誰か他の人を、この新たな成長の取り組みに参加させてください。

回復とは、薬に頼ることなく、感情に耐える能力を身につけていくことなのです。

酒瓶の娘たち

二十二歳になるまで
酔っ払いを母にもった人はほかにもいるなんて思ってもみなかった
そして私は出会った　ローリー、ジョアニー、スーザンと
彼女たちのことは、すぐにわかった　微笑に加わらない人たちだったから
みんな仕事では能力の高いリーダーだった
私みたいに
人込みの路上で、誰かがぶつかってくると
自分からごめんなさいと言ってしまう人たち
私はときどき彼女たちに電話する
彼女たちはいつでも来てくれる
アルコホリックの子どもたちはいつもそうする

ジェーン

役割の再形成

責任を負う人

「九歳なのに三十五歳のように振る舞う」と称される責任を負うタイプの子どもは、おそらく自分のことを、目標に向かって物事を整然とまとめあげる能力のある人間だと思って生きてきたことでしょう。責任を負うタイプの子どもは、リーダーとして、目的を果たすために計画を立て他人を操作することに精通しています。独立心旺盛で、自尊心も高く、画期的な業績を上げる能力も持ち合わせていることが多いのです。しかしこうした業績は、自発的な選択から出たというよりも、生き残るための必要（身体的ではなくとも情緒的な必要）から出ているので、通常の場合、その人は「早すぎた早熟」に対しての代償を支払わなくてはなりません。

たとえば、「僕は家では〝小さな大人〟だったために、妹たちに夕食を作ってやらなくてはならなかったので、野球をする時間がなかった」というのがその事例です。

空白を埋めて次の文章を完成させてください。

●私は家で「小さな大人」だったために＿＿＿＿＿＿＿＿の時間がなかった。

なぜなら＿＿＿＿＿＿＿＿だったから。

●私は家で「小さな大人」だったために＿＿＿＿＿＿の時間がなかった。
なぜなら＿＿＿＿＿＿だったから。
●私は家で「小さな大人」だったために＿＿＿＿＿＿の時間がなかった。
なぜなら＿＿＿＿＿＿だったから。
●私は家で「小さな大人」だったために＿＿＿＿＿＿の時間がなかった。
なぜなら＿＿＿＿＿＿だったから。

たくさんのことを成し遂げる能力をもっている人は、大人になってから統制（コントロール）の問題にぶつかるようになります。統制が保たれている状態を強く望んでいるということは、統制が欠けた状態を極度に恐れていることでもありますが、このことは特に感情面の統制という点に強く表われています。スーという女性はこう言いました。「欲求不満になると、皿を一枚割ってもいいと思うのですが、三十枚割るまでその行為を止められないんです」。

この人たちは、人生のあまりにも多くの領域において、極端のなかで生きてきたために、自分の状態を「完璧に統制できている」か「まったく統制できない」かのどちらかと感じてしまいます。「ある程度の」統制ということを知らないのです。「多少統制できている」ということを、「ほんの少し妊娠している」という表現があり得ないように、非合理的なものと捉えています。この人たちはかつて「統制が完璧か、まったくないか」の状態によって身を守られてきた体験があるために、統制を全か無かの二分法で考えることをやめられません。統制は子どもの頃には安全確保に不可欠でしたから、これをあきらめることが恐ろしいのは当然です。環境の外側の状況を統制することが生き残る手段になっています。外部が統制されていることは、身体的感覚で自己保全と察知されるのかもしれませんし、人生を理解するうえで役に立っているのかもしれません。こうした統制行為は、一貫性のない予測不能な家族状況に、秩序と一貫性を与える試みでした。それは恥意識に対する防衛です。統制できているという感じは、私たちが無力感、頼りなさ、恐れなどに圧倒されているときに、自分には力があるという感じを与えてくれます。これまでの人生で統制することが非常に大きな価値をもってきたため、大人になった今でも、統制をあきらめることは至難の業なのです。

子どもたちは内的および外的な二つの方法で統制について学びます。責任を負う子どもは、しばしば人、場所、物事を操作するといった外的統制に長けています。自分の弟や妹、そして自分自身の親の役割を果たしている子どもはその代表です。クリスは言いました。「僕はかなり上手に自分を育ててきたよ」。ティムは弟と妹のためにベッドを整え、彼らを風呂に入れ食事をさせていただけでなく、翌朝には学校に持っていく弁当まで作っていました。キンバリーは、帰宅してからすべきことを父親に電話で指示するのが常でした。すべての子どもは、個人生活の内的で実態のない漠然とした領域を統制したがるものです。彼らは、他人に期待されたり求められたというわけでもないのに、自分の感情を抑え込み、要求を縮小することで、内的統制を保とうとします。

「私は怒ってなどいない。何に対して怒らなくてはいけないの?」
「羞恥心など感じませんでした。今日までずっとそんなことには慣れっこでしたから」
「友だちの家に行く必要はありません。私が出かけたら誰が妹の世話をしてくれるの?」
「誕生日なんていらない。父さんが来ることなんかあり得ないもの」

このような自己統制は、欲望や感情を抑制しさえすれば、傷を深めてしまうことを避けられるという考えに基づく一種の防衛なのです。子どもだったとき、内的あるいは外的状況を統制しようとする試みは、生き残るために必要でしたし、(波乱に満ちた) 家庭環境の文脈においては、理にかなったものでもありました。

ところが残念なことに、統制への要求が継続することが、成人後の生活にさまざまな問題を引き起こしてしまいます。私たちは長年、身を守るために異常なほど警戒心を働かせ、他人をも自分をも操作してきました。そして今では文字通り、子ども時代とどう違った生き方をすればいいのかわからなくなって途方に暮れています。不幸なことですが、私たちは狭く封じ込められてきた自分の世界のなかでだけ生きてきたので、他人ができるようには物事を見ることができません。そのために堅苦しく権威的なうえ、要求がましくて頑なな完璧主義的な生き方を身につけてしまったのです。

私たちはまた、どのように聴けばいいのかについてもわかっていません。会話や関係のなかで人をすぐ断ち切ってしまいます。助けを求めることもしませんし、選択肢も見えなくなっています。私たちはほとんど自発性や反応も持ち合わせていません。心身症的な病気にもかかりがちです。感情を抑えることによって他人を怖じ気づかせます。安全性を追求することだけが人生の目的であるかのようでした。私たちは、たいていの場合、自分の感情に気づいていないか、あるいは恐れと恥意識に襲われているかのどちらかですので、生き残るために、一番よく知っているやり方に頼らざるを得ないのです。すなわち統制することです。しかし状況は私たちの望みとはほぼ正反対に展開していきます。要求が満たされることはありませんし、対人関係のうえでもバランスを欠いています。わけても警戒心の強さは厄介で、私たちを疲弊させる要因です。物事をうまく処理しようと熱心に取り組んでいるのに、どうしてうまくいかないのだろうと困惑するとき、私たちはうつ状態に陥ったり、悲しみや痛みに対処するため不健康な方法に頼るようになりやすく、その結果として嗜癖行動に走るというパターンも稀ではありません。

心地良いイスに腰掛けて、リラックスしてください。深呼吸しましょう。足や腕を組むのはやめて。静かに目を閉じて、子ども時代のことを思い起こしてみてください。そしてどのように内的統制や外的統制を行使していたか思い出しながら、次の文章を作ってみましょう。

わが家で統制（コントロール）を手放すことは…………を意味したことだろう。
わが家で統制（コントロール）を手放すことは…………を意味したことだろう。
わが家で統制（コントロール）を手放すことは…………を意味したことだろう。
わが家で統制（コントロール）を手放すことは…………を意味したことだろう。

わが家で統制（コントロール）を手放すことは…………を意味したことだろう。

もしこの課題が難しければ、他にも良い方法があります。それは統制的な行為を描写してみることです（ただしコントロールという行為は、自分を守るために身につけてきたものですから、決して批判的にならないように）。

たとえば、

母さんの世話をしなかったら、…………だっただろう。

あるいは

食料品の買い出しに行かなかったら、…………だっただろう。

あるいは

感情を抑制しなかったら、…………だっただろう。

これを何度も繰り返せば、より本当の正直さに近づくことができるようになるでしょう。次に統制が今のあなたにとって、子どもの頃と同じ意味をもっているかどうか自分に問いかけてみてください。

私たちは統制の問題が生活に及ぼしている悪影響に気づくのと同様、統制を手放すことのプラス面にも気づくことが大切です。真に有力化されるとは、いくぶんかの統制をあきらめることを意味するのです。

回復中の人たちに、統制を手放したらどんなものを得たかと聞いたところ、次のような答えが返ってきました。

- ●平安、平静さ
- ●リラクセーション
- ●他人の話を聴く能力
- ●自分自身に耳を傾ける能力
- ●自分への信頼感
- ●恐怖の軽減
- ●自発性
- ●創造性
- ●遊び、楽しみ
- ●エネルギー
- ●現在の感情
- ●自己や他人との親密性

このようにたくさんの利益があるのです。

責任を負う役割がもたらす良い面としては、それによって自尊心が高くなるということがありますが、コントロール癖の強い人は、通常それ以外の分野では、自分に価値があると思ってはいません。人生を再構築するときには、高い達成能力を維持しながらも、自然に沸き起こる感情を大切にして、他の人たちとも、もっと気楽に付き合えるように変わっていく必要があります。自分の感情を認め、それを表現しても安全だと感じられるようになって、ようやく外れる統制もあるのです。

順応者

順応者タイプのアダルト・チャイルドにとって、自分の人生に起きていることに対して質問をしない、考えない、反応しないのはたやすいことです。順応者は自ら変化をもたらそうとはしませんし、いかなる状況に対しても、これを予防したり緩和しようと試みることはありません。彼らはただ心理的、身体的、社会的すべての面において、できる限り自分を切り離して、言われたことに「順応する」のです。

子ども時代には順応することで、機能不全の家族では日常的だった困惑や傷心にも屈せず生き残ることができました。しかし順応するという態度によって、大人になってからの生活に多大な否定的な結果が生じています。

たとえば「順応／距離を置く態度をとっていたため、立ち止まって考えなかったので、数多くの困った状況に巻き込まれた」というように。

同じように文章を作ってみましょう。

●順応／距離を置く態度をとっていたため、私は＿＿＿＿＿＿＿＿＿＿

なぜなら＿＿＿＿＿＿＿＿＿＿＿＿＿＿＿＿＿＿＿＿

●順応／距離を置く態度をとっていたため、私は＿＿＿＿＿＿＿＿＿＿

なぜなら＿＿＿＿＿＿＿＿＿＿＿＿＿＿＿＿＿＿＿＿

●順応／距離を置く態度をとっていたため、私は＿＿＿＿＿＿＿＿＿＿

なぜなら＿＿＿＿＿＿＿＿＿＿＿＿＿＿＿＿＿＿＿＿

●順応／距離を置く態度をとっていたため、私は＿＿＿＿＿＿＿＿＿＿

なぜなら＿＿＿＿＿＿＿＿＿＿＿＿＿＿＿＿＿＿＿＿

責任を負い込む人、なだめ役の人、行動化する子どもに比べて、目立たない、他人との距離をとるタイプの子どもだった人は順応者です。彼らの場合、自分をどう感じているかを点検してみる必要があります。順応者たちは「自分自身に関心をもたなければ、人生は楽に生きられる」という前提のもとで生きて来ました。彼らには、自分が重要な人間であり、ときには特別な人間でさえあり、したがって注目される価値があるという新しいメッセージを自分自身に向けて発する必要があるのです。順応者たちだって、さまざまな感情を出していますが、それを確認したり、他人と分かち合ったりする機会がなかったのです。

順応者タイプのアダルト・チャイルドたちは、いつも周囲に柔順にしていることで生き残ってきました。しかしときには、それほど柔順にしていないほうが、もっと健康的だし、満足も大きいということを納得する必要があります。順応者たちは、他人との間に波風を立てることが滅多にありませんので、自分がどこにいてどこに進むのかという方向感覚をもつことができません。彼らには目的意識もなく、達成の充実感もありません。それはまるで、乗り物に乗り続けて旅をしているようなものです。動いていることは感じますが、同じ所をグルグル回っているだけなのです。

あるアダルト・チャイルドは、こう打ち明けました。彼女の夫は結婚した最初の四年間で、五回引っ越して、彼女を五つの州に連れて行ったのだそうです。彼女はどの引っ越しのときにも、がっかりしたり、ついて行くのはいやだと言ったりすることができるなどとは、考えてもみなかったということです。彼女はいつも夫の望むようにしてきました。今になって考えれば、彼女の柔順さは夫にとっても夫婦関係にとっても、良いことではありませんでした。

もしあなたが、上に述べたような、順応者タイプのアダルト・チャイルドであるなら、日々の生活のなかで、自分のもっている力を確認する必要があります。ここで四つに分かれたテストを紹介しますので、やってみてください。

【第1部】　一日の始まりに、一日の行動に関して選択の余地がある事柄を最低五つ書き出してみてください。

例　1　朝食を食べるかどうか、選択します。

2　どこで車のガソリンを入れるか、選択します。

3　昼食のとき誰と一緒に座るか、選択します。
4　どのテレビ番組を見るか、選択します。
5　何時に寝るか、選択します。

これらの五つの選択項目は、大事なものというよりごく初歩的なものでしょうが、変化を起こすときには、最初はごく小さな部分から始めるのが賢明なやり方だと思います。このテストは一週間、続けて行なわなければなりません。

【第2部】　二週目に入ったら、日常生活に関する選択項目を十個に増やして、練習してみてください。この練習の目標は、選択する力があることを自覚することです。三、四日目になると、あなたは自分の力を実感し始めるようになるでしょう。

【第3部】　【第2部】を完了したら、行動に移さなかった選択を毎日書き出すという練習に入ります。一日につき三つずつ挙げてみてください。このテストを一週間続けましょう。

例
1　日本料理が嫌いなのに、友だちと日本食レストランへ行った。
2　私は夜、車を使いたかったが、娘が夕方、車に乗って出かけようとしているとき、そのことを言わなかった。
3　食料品店でおつりが一ドル六十セント足りなかったのに、そのことを言わなかった。

この練習の目的は、たとえあなたが実際には行動として表現しなかった場合でも、選択する力を備えていることを理解することにあります。これによって、選択する力を伸ばしていけるでしょう。

【第4部】 毎日書いた文章を読んだ後で、もし同じような状況が再び起きたとしたら、どんなふうに違った行動がとれるだろうかと考えて、その案を書いてみてください。たとえ実際には別の行動をとらない場合でも、工夫して違った反応をいくつか考えてみてください。どうしても他の選択が思い浮かばないようでしたら、誰かあなたの尊敬する人、友人やセラピストに聞いてみればアイディアをくれるでしょう。次の週は【第3部】と【第4部】を両方やってみましょう。その後はあなたが必要な都度これを繰り返してください。

あなたが順応者で、そうした自分を変えようとしているのなら、変化の糸口に注目しなければなりません。退屈になったり、うつ状態になったり、無力感に襲われたときというのは、あなたの力と選択について見直し考え直す機会なのです。これまで述べた練習をもう一度やってみてください。そして他の誰かとその過程について話し合い、自分の行動には、じつにたくさんの選択肢があるという面白さを分かち合いましょう。あなたは、その新しい気づきに誇りをもってください。

なだめ役

「家庭内のソーシャルワーカー」とか「世話役」と称されるなだめ役とは、他の人たちの情緒的な要求を満たすことに奔走する子どものことです。なだめ役とは、次のような子どもたちのことです。母親が学校の一般開放日に泥酔して現れたとき、姉妹がどんなに恥ずかしい思いをするだろうと心配して、彼女たちの恥ずかしさを取り除くためなら何でもやろうとするような少女。父親が野球の試合に来ないことに弟が失望しないようなだめる少年。叫び声を上げるほど恐ろしい場面を目にした後で、兄弟に介入してそんなに怖がらなくてもいいと安心させてやるような子ども。なだめ役の人は、心温かく感受性に富み、人の話によく耳を傾けて他人の世話をしてあげるような人です。彼らは他人の気持ちを和らげることにきわめて精通しています。なだめ役の生き残りの方法は、他の人たちの恐れ、悲しみ、罪悪感を取り除くことでした。生き残るとは、自分の時間、エネルギー、共感を他人に与えることを意味していました。

しかし大人になると、長年にわたって他人の世話を焼き続けてきた人たちは、「焦点の不均衡」さに対して「対価を支払う」ようになります。学んでこなかったことがたくさんあるのが普通です。たとえば「〝家庭内のソーシャルワーカー役〟をとってきたため、私は自分の問題を誰にも話す時間がなかった。なぜなら他の家族メンバーの問題を解決するのに忙し過ぎたから」、などです。

自分の場合に当てはめて、同じような文章を作ってみてください。

●家庭内のソーシャルワーカー役をとってきたため、私には＿＿＿＿＿＿＿＿＿＿＿＿の時間がなかった。

なぜなら＿＿＿＿＿＿＿＿＿＿＿＿＿＿＿＿＿＿＿＿＿＿＿＿＿＿＿＿たから。

●家庭内のソーシャルワーカー役をとってきたため、私には＿＿＿＿＿＿の時間がなかった。

なぜなら＿＿＿＿＿＿たから。

●家庭内のソーシャルワーカー役をとってきたため、私には＿＿＿＿＿＿の時間がなかった。

なぜなら＿＿＿＿＿＿たから。

●家庭内のソーシャルワーカー役をとってきたため、私には＿＿＿＿＿＿の時間がなかった。

なぜなら＿＿＿＿＿＿たから。

あまりにも長い間他人の世話焼きに追われているアダルト・チャイルドは、「わがまま」という言葉を理解することが大切です。彼らは自分のために何かをしたり、自分の要求を考えたりということをまったくしてこなかったのです。なだめ役という役割は、常に他人の感情や要求に仕えることです。こうしたタイプのアダルト・チャイルドが、回復の途につくと、自分のために何かをすることが、罪悪感として感じられるようになるのは、ごく自然なことなのです。

「自分を変えるために、自分自身のことを第一にしようと決心すると、大変な罪悪感を感じてしまいます。自分の要求を優先させることと、わがままであることの、区別がつかないのです」。

あなたは自分自身に関心を向ける方法を学びつつあるのであって、それは少しも悪いことではないと心に留めておいてください。喜んで自分にプレゼントする気になるためには、古いメッセージを変えていく作業が必要です。

新しいメッセージとは、次のようなものです。

●私は他人の面倒を見る必要はありません。
●私は他人への受け答え方に、いく通りかの選択肢をもっています。
●私の要求は大切なものです。
●私には感情があります。私は脅えている。私は怒っている。
●私は自分の幸せを第一に考えてよいのです。
●問題のなかには、私がいなくてもうまく処理できるものがあります。
●私がやりたくないときには、誰か他の人が、困っている人を援助します。
●他の人が気分を悪くしているにしても、私のせいではありません。

これは新しいメッセージのほんの始まりの部分です。あなた方なだめ役のアダルト・チャイルドの方々には、自分の置かれている状況にあったメッセージを見つけ出し、そのリストを作ってみるようにお勧めします。そして最低一カ月間は、毎日そのメッセージを声に出して読み、繰り返して自分に言い聞かせてみてください。

しばらくの間、罪悪感という過去の遺物が沸き上がってくるかもしれませんが、そのうちにそれは生き生きした感じをともなった興奮という新しい感覚と交ざり合うことでしょう。私だったら、自分を信頼していて、自分が自分の最良の友であるような人びとを信頼します。ですから、自分を愛撫することや自分が大切なものになることに当惑しないでください。

五十四歳になるモーリーンは、彼女のこれまでの人生を周囲の人びとにとっての「小さな良い女の子」になることに費やしてきたと言っています。彼女は、誰かの非難を浴びるようなことをしてしまうのではないかと恐れながら、窮屈な人生を歩んできました。しかし「ゆっくりとですが、自分の要求や感情を大事にして、それに従って行動してみることが、どんなに大切なことかわかってきました」とモーリーンは言いました。これはすべてのタイプのアダルト・チャイルドが手にすることのできる自由です。モーリーンは、そのプロセスがゆっくりしたものであることを知っています。恐れを手放して新しい行動をとることは難しいことですが、決して不可能ではありません。

もしもあなたがなだめ役タイプのアダルト・チャイルドであると思うなら、自分がどれだけ他人に与えてきたかを調べてごらんなさい。毎日、あなたが他人のためにやったことを、最大漏らさず記録して、箇条書きにしてみてください。そうして書き出したものの五十から百のリストを読んでみてください。疲れてしまいませんか。もちろん、疲れます。そこに自分自身に与えるエネルギーがあるでしょうか。答えは、どこにも残っていない、です。あなたの世話焼き行動が絶対必要だったのかどうかと、自問してみてください。もう少し控え目にすることもできたのではないでしょうか。あなたは与えることを控え目にしようとするにつれて、受け取ることに慣れていく必要があります。なだめ役の人たちは皆、受け取ることを練習する必要があります。

自分がどのぐらい受け取れるか、自分に聞いてみましょう。ほめられたとき、「ええ、……でも」と言いませんか。ほめられたとき、話題を変えませんか。プレゼントをもらったとき、当惑したり、ぎこちなくなったりしませんか。その瞬間を楽しめますか。あなたは受け取ることに関しての新しいメッセージを、自分に与える必要があります。

- 私にはありがとうと言われる価値があります。
- 私はほめられることを楽しめます。
- 私は称賛を聞き、微笑み、それに浸るための時間を惜しみません。

少なくとも二週間、人からしてもらうことを心がけてください。あなたの新しいメッセージを繰り返し練習してください。

行動化する子ども

不健康な家庭に育った子どものなかには、小さいうちから非常に怒りっぽくなる子どもがいます。彼らは混乱し恐怖を感じていて、否定的な関心をたくさんもらってしまうような形で、その混乱を行動化してきました。こうした子どもたちが、家庭や学校、そして町のなかで問題を起こすのはよく見られることでした。彼らは「ここには何か間違っていることがあるんだ」と叫んでいます。行動化するアダルト・チャイルドは、他の三つのタイプの人のようには、生き残る技術を身につけていないのです。

例　「行動化してしまったために、僕には勉強に身を入れる時間がなかった」。

自分の状況を思い出して、文章を作ってみましょう。

●行動化してしまったために、私には＿＿＿＿＿＿＿＿＿＿の時間がなかった。

●行動化してしまったために、私には＿＿＿＿＿＿＿＿＿＿の時間がなかった。

●行動化してしまったために、私には＿＿＿＿＿＿＿＿＿＿の時間がなかった。

●行動化してしまったために、私には＿＿＿＿＿＿＿＿＿＿の時間がなかった。

この役割のために、自分自身を犠牲者にしてしまうことは簡単ですが、反面この役割の人が、創造性、柔軟性、正直さ、ユーモアといった肯定的な強さを示すこともあり得ます。自分をどう評価しているか、特徴的なものを書き出してみましょう。もし極端でなければ、その特徴は、あなたの長所となるものでしょう。

大人の役割

現在、大人になった私は今でも、（当てはまるものにチェックしてください）。

□過剰に責任を負い込む
□なだめ役
□順応者
□行動化する
□その他＿＿＿＿＿＿＿＿＿＿＿＿＿＿＿＿＿＿

その結果、私は今でも＿＿＿＿＿＿＿＿＿＿＿＿＿＿＿＿＿＿

＿＿＿＿＿＿＿＿＿＿＿＿＿＿＿＿＿＿学んでいない。

私にとって＿＿＿＿＿＿＿＿＿＿＿＿＿＿＿＿＿＿

＿＿＿＿＿＿＿＿＿＿＿＿＿＿の時間を取ることは大切だ。

この章で私は、危険について述べてきました。まずはあなたがこの本を読んでいること自体が危険を冒していることになっています。過去に危険を冒してみて、気分が良くなったことを五つ挙げてみてください。仕事上、家庭内、昔の恋愛関係など、どの領域のことでも結構です。その危険に名前をつけてみましょう。あなたは何が怖かったですか。恐怖心を感じながらも、それを克服して危険を冒すために、あなたは何をし、どんなことを言い、何を考えたでしょうか。

変化を起こそうとするとき、多くの人びとは極端に走ってしまうのではないかと不安に思います。あなたが心の中でどんなに極端だと感じていても、行動はそう極端なものにはなりません。

あなたが役割パターンを変えて、もっと自発的で、やりたいことをやるようになり（責任を負いすぎるアダルト・チャイルドの場合）、もっと自分で決断し主張し（順応者のアダルト・チャイルドの場合）、自分自身にもっと多くのものを与える（なだめ役のアダルト・チャイルドの場合）ようになると、他の人びともさまざまな方法で新しいあなたに対応してくれるようになるでしょう。彼らも対応の仕方を選択しているのだということを忘れないでください。多くの人びとは、変化を歓迎し、それに応じてあなたとの関係を調節するものです。もっとも、自分の要求どおりにあなたを操縦しようとたくらむ人であれば、あなたの努力を妨害しようとするかもしれません。彼らもまた、あなたがどのように変化し、彼らとどのようにかかわるようになるのかについて、危惧をもっていることを理解しましょう。しかし、他人がどんな反応を見せようと、あまりにも長い間否認し続けてきたあなたの全体性の一部を、あなたが自分自身に与える力をつけていくにつれ、あなたはあなたをもっと好きになります。あなたはあなたからの贈り物を受け取る価値がある人なのだということを忘れずにいてください。

第8章　家のなかの子ども

子どもたちはアルコール依存症の影響に対して免疫がありません。それは、彼らはそれを日常として暮らしてきたためであり、だからこそアルコール依存症の影響について理解する必要があります。依存症を理解することで、家のなかでの問題のありか、そして適切な置き場所がわかってくるからです。それにより、急に起こる予測不可能なことへの不安を軽減することができ、そして、家のなかで起こる問題をまともに受けなくてすむようになるからです。家族はむしろ依存症という病気に振り回されている立場にあり、子どもたちも自分たちが原因で親が病気になるのではないと理解でき、罪悪感から解放されることができるからです。親が依存症だと理解できると、子どもたちはアルコールに混乱した親から来る情報にフィルターをかけ、それが何であるか自分で見極めることができるようになります。さらに重要なことは子どもたちが体験している家庭内の出来事がなぜ起こるのかを理解し、子どもたちが自分たちのせいで親が病気になったわけではないと知ることができることです。それがわかると、今までの自分の体験を（抱え込むのではなく）人に話してもいいのだということがわかるのです。

アルコール依存症の家族と育った子どもたちは、概して自分の一番言いたい思いや気持ちを心の奥にしまい込み、一番近い親友にさえ語れずに成長してきました。これはとても寂しく、孤独な生き方です。そして、この寂しさは大人になっても消えません。なぜなら彼らのトラウマを理解し、関心をもってじっくり話を聞く人が誰もいなかったからです。ですから私たちが機能不全の家族の暗黙の掟を壊すとき、子どもたちが今まで家族内で体験してきた物事について理解ができるように、アルコール依存症がどんな病気かそのコンセプトを説明する必要があります。

どの年齢の子どもであっても、年齢相応の言葉で嗜癖を説明されれば理解はできるものです。大人たちはオープンに隠さず病気のことを話す必要がありますし、また子どもたちに健康的なメッセージを伝えるためにも、アルコール依存症について書かれた本やパンフレットなどを子どもたち与える必要があります。

子どもたちと話し合うべき必要な概念は次のような項目です。

病気としての依存症

子どもたちに、アルコール中毒やアルコール依存症はどんな病気か、またその特徴は何かを質問してみるのは大事なことです。たいてい、子どもたちはそれらの言葉を、すでに友人、親兄弟、またはテレビなどのマスコミから聞いて知っているものです。でも多くの場合、それらの言葉は批判的または否定的なものとして使われています。子どもたちに、依存症である家族メンバーは病気であり、その病気で苦しんでいるのだということをわかってもらうのは、とても重要なことです。アルコール依存症とは、他の多くの病気のように細菌やウィルスが原因で発症するものではありませんが、病気であることは間違いありません。人は依存症になろうと思ってなるわけではなく、そしてまた依存症とは自制心が強ければ治るというものでもありません。依存症者は物理的にも精神的にも酒や薬に依存しているので、援助なしに飲むこと、使うことをやめられないのだと子どもたちに理解させることはとても大事です。なぜなら子どもたちは自分たちの親のこと、そして依存症という病気を理解することで、もっと建設的にはっきりとそれらを見ることができるからです。また、依存症者はお酒を飲んだり薬を使ったりすると、自分の行動が制限できなくなるものです。それらのコントロールができなくなると生活のなかでもいろんな問題の原因になるのだと子どもたちは理解する必要があります。

依存症者のいる環境で育った子どもたちが、将来ア

人は本当は悪くない。みんな本当は
いい人だ。心の中は　いい人だ。
外側わるい人
いい人
心の中
トニー,12歳

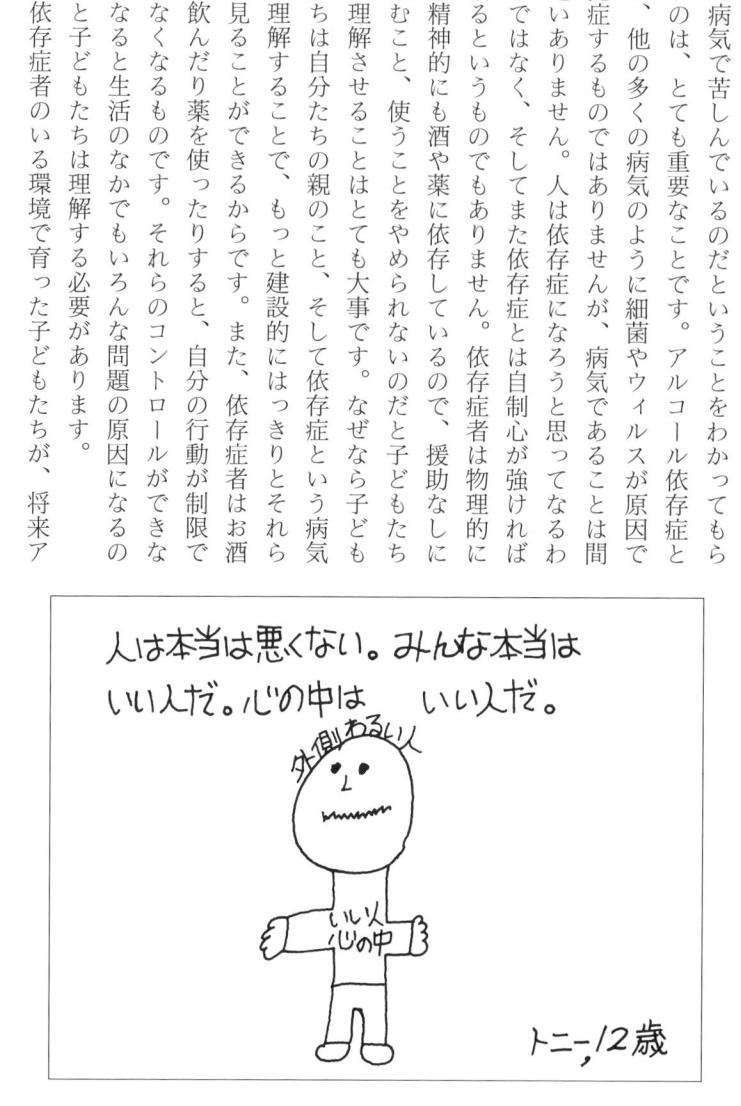

ルコール中毒やその他のものに依存しやすいことを話したとしても、子どもたちが依存症になるのを未然に防ぐことはできません。知識や情報は貴重なものですが、残念ながら知識として知っているだけでは飲む、使うことが問題なのだと依存症者になる以前に理解できないからです。アルコール依存症の家庭で育った子どもには、ただ単に情報を与えるだけでは不十分なのです。彼らには心理的、情緒的、身体的、そして社会的な介入と、彼らへの理解と援助が必要なのです。

ブラックアウト

ブラックアウトとは記憶を喪失している時間のことで、人によって数分から数時間または数日にわたることがあります。アルコール依存症の人はたとえそのときに意識があって酒を飲んでいたとしても、後でその部分のことを何も覚えていないのです。

たとえば金曜日の夜に父親が夕食になっても帰宅せず、夜になり家族が先に寝てしまったとします。その後父親がやたらに騒々しく帰宅すると、たまたまトイレに行こうと起きてきた十三歳の娘に廊下で出会い、言い争いとなります。引き続き母親を起こし、そこでも二人は数時間寝室で大声で言い争います。しかしその翌日、父親は昨夜友人と飲んでいたことと、自分が夕食に遅くなりきっと妻がそのことで機嫌を悪くしているだろうことしか覚えていないのです。彼の記憶は夕方のどこかで途切れているのです。自分がいつ帰宅したのか、家族の誰としゃべったかも覚えていません。しかしその翌朝、なぜか下の二人の子どもたちは不安げに父親の機嫌にびくびくしているし、十三歳の娘は父親につっけんどんです。父親は娘がなぜそんな態度をとるのかわからないし、また聞くのはおっくうだと感じます。そうすると父親は何が原因かを探してみるより娘をなだめるような態度で接するのです。母親はというと、まるで何もなかったかのように振る舞い、実際にあった昨夜の父親の行動や混乱、恐怖や失望に関しては誰も語ろうとはしないのです。すでに気持ちがばらばらになっている家族で、そこでさらに距離や誤解が生み出されるのです。

もし子どもたちがブラックアウトを知っていて、父親がそのときの記憶がないとわかれば、父親の記憶がどこまであるのかを確かめ、ブラックアウトのときに父親がどんなことをしたか本人に言うこともできます。何も記憶がないとわかれば、前夜の言い争いも覚えていないということなので、そのときの言い争いがまた始まるかもしれないという混乱や恐怖が少し緩和されます。つまり、子どもたちはブラックアウトという症状を理解すると親の病気の対処の仕方がより楽になります。

親がお酒を飲んでいるある特定の時間帯、たとえば前夜の出来事を本当に覚えていないのかを疑う子どももいるでしょう。さらにブラックアウトの知識がない子どもたちは、家で起こる現象に対して、いっそうの混乱と狂気を覚えることでしょう。親が飲んでブラックアウトが起きたかどうかなど子どもにはわからないので、ブラックアウトについて教えてあげることや説明してあげることが必要です。それによってその子たちが体験したことが何であったか理解ができるし、親が事実を否認したときもその理由がわかるようになります。なぜなら子どもたちは自分の状況を知ることで、昨日の出来事について話題にしてもいいと思えるようになるからです。

人格の変化

依存症者のジキルとハイド現象は家族間ではよく見られるものですが、これは狂気のなせる業ではなく単に酒や薬のせいで起こるものです。このような人格変化を見ると、多くの人は精神病からくるものだと考えます。これは今まで依存症患者が精神分裂病（統合失調症）や精神病の患者として診断されてきたからです。依存症患者の人格変化や精神不安定は、アルコールや薬の影響によるものです。アルコールや薬で人格はまったく変わるものだということを、子どもたちは知る必要があります。さらに、人格変化や激しい精神不安定を示す人がすべて、精神病からくるものではないということも知る必要があります。

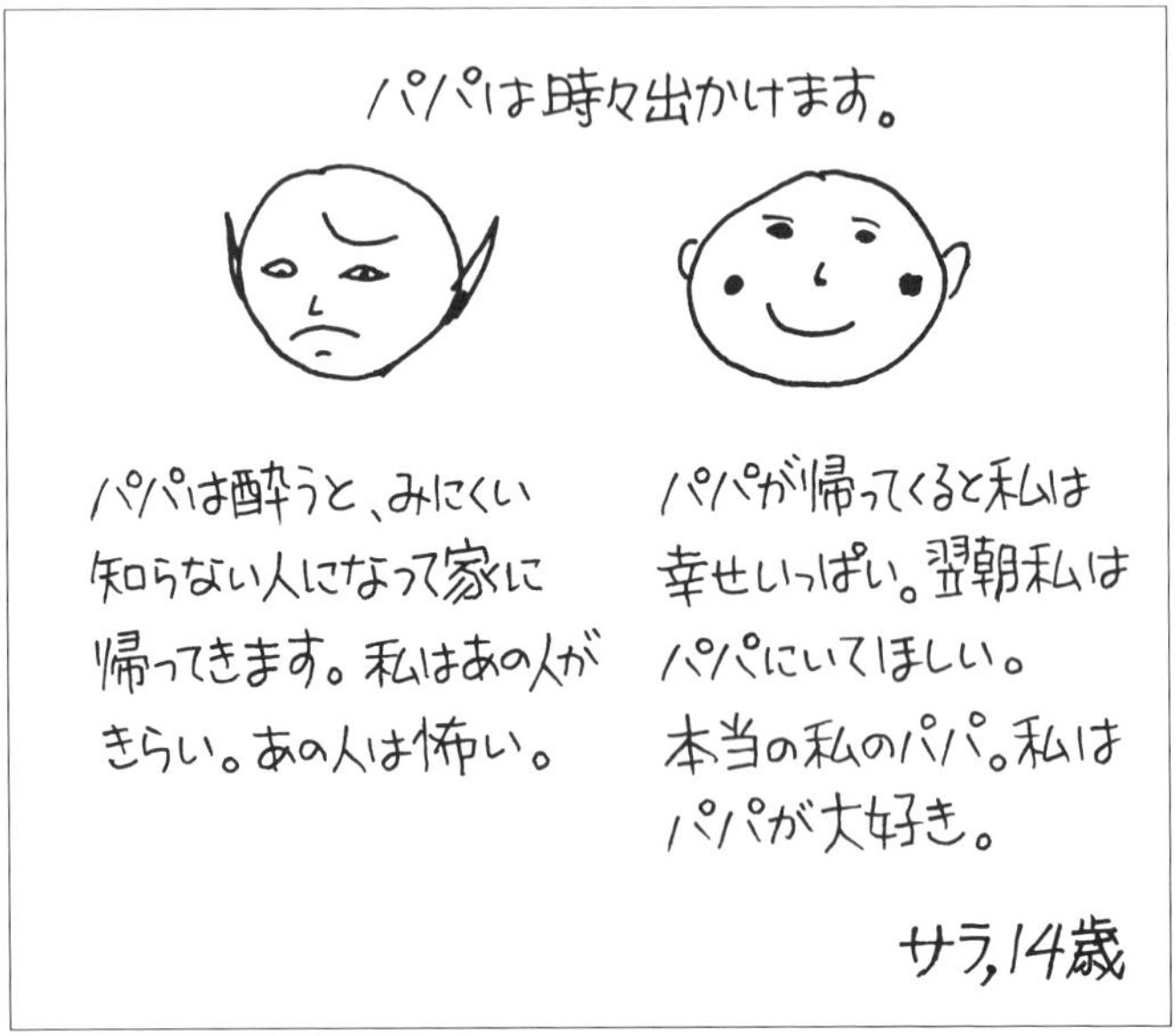
パパは時々出かけます。
パパは酔うと、みにくい知らない人になって家に帰ってきます。私はあの人がきらい。あの人は怖い。
パパが帰ってくると私は幸せいっぱい。翌朝私はパパにいてほしい。本当の私のパパ。私はパパが大好き。
サラ，14歳

依存症でないほうの親にも同じような人格変化が現われます。配偶者の依存症のことで頭がいっぱいになり、それにともなって気持ちの動揺が激しくなり、正常なときとは違う分別のない行動をするようになります。依存症でない親は、自分たちはできる限り子どもたちが理解できるような一貫性がある行動をとるように努力していると、子どもたちに知らせる必要があります。予測不可能な行動は依存症の親だけのものであるようにすることです。家で起きている問題は確かに事実だが、片親だけでもなるべく予測可能な一貫性のある行動をとるようにすることで、子どもたちの精神は安定性を取り戻します。

破られる約束

依存症のある親の元で育っている子どもにとって、約束が破られるということはよくあることです。親は子どもに、どこそこへ連れて行くとか、または学校の行事に参加するとか、または何か買ってあげるとか言ったりしますが、結局は守られないのです。また、それらのとき、親から何の説明も謝罪もないのです。こういうとき、子どもたちが怒り、がっかりするのは当然のものであるという認識が大事です。依存症の親との約束が破られたのは、その子どもたちへの関心や愛情が欠落しているからではないということを教えてもらう必要があります。酒や薬を使いだすと依存症者はそのことが最も優先されるものになり、その他のことは二の次になるからです。

否　認

否認とは自分の行動や思い、感情を自ら軽視したり、たいしたことではないと思ったり、仕方がなかったのだと理由づけをするときのことを言います。否認とは実態とは違うように見せかけようとしたときに使われる言葉です。依存症者は自分の依存症を隠す為によく否認をします。酒や薬の量、どこにいたか、誰を傷つけたか、などの否認をします。

そして、家族メンバーも否認をします。たとえば、配偶者と子どもたちは〝依存者〟を信じようとして否認します。そのほうが自分や家族が生活しやすくなるからです。自分の感情や思いを軽視し、または理由づけをして本当は傷ついているのに「たいして傷つかなかったわ」とか、本当は怒っているのに「別に怒ってなんかない」と言って否認するのです。依存症の人がたとえ本人のしたことがどんなことだかわかっていても、「きっと彼は

私の母さんは
お酒をかくしている
(でもあんまり
うまくかくせない)
11歳

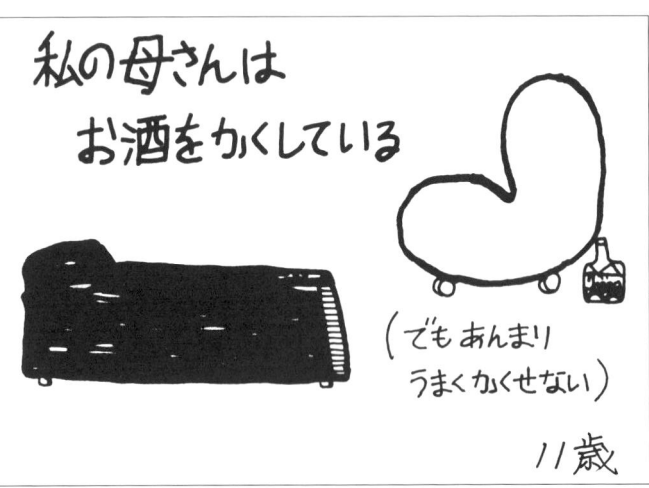

自分のしたことがわかっていないのだわ」と、本心とは違うことを言ったりする場面も見られます。

支え行動《イネイブリング》

子どもたちは依存症の親をかばうために、言い訳をしたり嘘をついたりすることはよくないことだと理解する必要があります。配偶者や子どもたちは、依存症者のしたことの後始末や弁解、責任逃れができるようにとよく嘘をつきます。

家族が支え行動（enabling）をする理由として、そうしなければいけないと感じたから、または依存症患者を混乱させて結果的に不愉快になるのが嫌だから、単に嘘をついていたほうが、家族が暮らしやすいからということが挙げられます。支え行動の理由づけには限りがあります。でも支え行動をすることで、依存症者が自分の飲酒や薬物使用で起こる出来事がどんな問題があるのかという現実を見ず、対応することなくすませられることになります。支え行動は結果的に依存症者の行動を容易に継続させることになってしまうのです。

再　発

ある九歳の子どもが、自分のアルコール依存症の母親の様子から、再発の定義を上手に表現しています。

「再発というのは、お酒を飲むのをやめて、それでまた飲み始めたときのことです。それはまるで風邪を引いてから、治ったと思うときのようなものです。治ったつもりで、雨なのに外に出て、風邪はいっそうひどくなります」。

メロディー

再発は進行性の病気には珍しいものではなく、十分起こり得るものです。たとえば、がんには小康状態の時期があり、そのときは進行が止まったかのように見えます。でも、その後にまた症状が現われると再発したと言います。また、肺炎でも同様で治ったと思っても、もう一度再発して具合が悪くなることがあります。

もしアルコール依存症の親が、解毒し、しらふになりたいと思い治療を始めるときには、再発の可能性を子どもたちと話し合っておいたほうがいいでしょう。多くの親はこんなときに「なぜ子どものことを心配するのか」と聞くことがあります。でも子どもはいつも心配でたまらないのです。この子どもの心配は当然のものであるし、また、もし再発があったときに、知識があれば子どもの困惑は少しは軽減されるでしょう。

しかし、家族は再発を気にせず、それぞれのやるべきことを日々行なわなければなりません。再発の話をするときは、再発の原因は子どもたちのせいではないと言っておく必要があります。たとえば、十六歳の息子が家の車を壊して、それが父親の再発のきっかけになったとき、その父親がそれで気分を害したとしても、酒や薬には手を出さずに問題を処理する方法を学ばなければなりません。依存症患者がその病気になったこと自体に罪はないけれど、再び酒または薬を始めるかの判断には自分の責任がともないます。再発を防ぐ為には、自分が予防対策を十分に学ぶ必要がありますが、家族も回復プログラムに参加することで理解を得る必要があります。

この回復プログラムは基本的にはどの依存症にも適応されるものです。薬であろうと行動嗜癖であろうと依存症はそれとわかる症状や段階、また否認システムや人格変化があります。家族は回復できるような方法を学びます。どの回復過程にも再発は起こり得るものであり、再発してもその原因は子どもではなく、回復させる責任も子どもにはないということを教えておく必要があります。

私のお父さん

ある朝目を覚ますと、父はいなかった
私の父は行ってしまった
そして二度と家には戻って来なかった
私の父は行ってしまった
いつも愛情を注いでくれて
いつも、母がわかってくれないぶん、理解してくれた
いつも私の髪をとかして
リボンをつけてくれた

私が転んだり膝をすりむいたとき抱き上げてくれた
お父さん、私のお父さん
教えてくれたことはまだ全部覚えている。でも、父は行ってしまった
そして私は、まだ幼すぎて理解できなかった
二人はただうまくいかなかったと父は言った
わたしは父に会えないでいる
父はいつもそこにいて
いつも可愛がってくれた
父はまるで、私にかまっている時間がないかのようだった。でもそれは十歳のときのことだし
今は理解ができると思う
でも一つだけわからないことがある、それは
なぜ神様、こんなことが私に起こらなくてはいけなかったのでしょう
なぜ私の父は去ってしまって、私が一人で残されたのでしょう
母は言うの、父はアルコホリックで、病気だから助けがいると
でもそれは、父が望んだから、でしょう
父は、自分が病気で助けがいると、認めなければならなかったの
父は今すべてを知っている、私もそうだ

今はもう遅すぎる、父は行ってしまった
父は再婚して、新しい小さなプリンセスがいる
その子の髪をすいて、リボンをつける
でも神様、これじゃ、とっても不公平です！
彼は私のお父さんなのに、私の父が助けを求めているのに！
でも神様、私は役に立たないと思うの
だって父はいまだに私にかまう時間がないようだから
私は、会えないけど父が大好きです
特に、父がどれだけたくさん私のことを愛さなくてはいけなかったかと考えるときに
私のお父さん

リニー、十六歳

アルコール依存症者のいる家族で育った子どもは、必要なときに常に親がいない状況にあるので喪失感をもちます。これもまた当然な感情で、依存症の親は酒や薬の依存に夢中になっており、依存症でないもう片方の親はその配偶者の依存症にかかりっきりになっているからです。子どもの喪失感とは、大事な家族を亡くしたときや、または家族が重い病気などで体は不自由になったときなどに経験する悲嘆のプロセスと同じものです。

悲嘆の最初の状態は信じないということ、また本当に失ったこと事態を否認するというものです。

信じないというプロセスは自然なもので、そうすることで自分の心の痛みを軽減し、事実を受け入れるだけの時間的余裕を与えます。しかしながらアルコール依存者のいる家族では、アルコール依存症の症状が時間をかけてゆっくり悪化し、それにともなって家族への影響が出てきたのと同様で、この悲嘆のプロセスもゆっくりと長く続きます。結果的に、家族は長い間、不信状態が続きます。

しかし、時間がたって真実がもっとはっきりと見えてくると、依存者の家族は、愛する家族が実際に依存症であると認知し、恐怖を感じるようになります。恐怖の次に来る感情が怒りになります。「もし（依存者である）家族メンバーが自分たちを愛しているなら、どうしてこんなことができるのか」という怒りです。家族はそれと同時に罪悪感ももちます。家族メンバーがアルコール依存症になった原因は、何かしら自分たちのせいではないかと感じるからです。たとえば、ある息子が「もしぼくが父親に言い返したりしなかったら、あんなにお酒を飲むことや、いつも怒っていなくてすんだのかもしれない」と思ったりすることです。妻も同様に「もし私がもっと良い妻だったら、夫が病気にならなかったのではないかしら」と思い、夫は「もし自分がもっと一緒に家にいてあげれば……」などと思ったりします。家族はどうにか依存症者がお酒を飲まないようにと約束させ、自制する、または飲むのをやめるなどの約束を取りつけようと努力します。ときには自分にも同じような約束事をしたりします。「もし、ママの望む行動をすればママはいつもと違って変わってくれるかもしれない」と思い、良い子になると自分に言い聞かせるのです。子どもの多くはこれをお祈りの形にします。「神様お願いです。パパとママを別れさせないでください。一緒にいられますように。そしてあまり喧嘩をさせないでください。私はもっと良い子になりますから」と。でも、最終的には家族は自暴自棄になったり、絶望したりするのです。

家族それぞれがこれらの問題に対して孤独を感じています。家族みな、これらの最悪な問題は自分たちの家族の独特の問題で、他人にこの痛みはわかってもらえないものと感じています。また、自分たちが抱える罪の意識に対しても、いかなる答えも解決法もないと絶望します。これらのプロセスと感情は、依存症者を抱えている家族すべてがもっている共通のものです。

自分たちの感情に向き合おうとしない家族は特に長く苦しむことになります。多くは悲嘆からなかなか抜け切れず、長い期間抑うつ状態になります。一方、喪失や悲哀にともなう感情に向き合う家族の場合は、次第に力をつけ強くなり、成長し、充実し、生活に満足することができるようになっていくでしょう。

親が子どもに家族の危機について真実を話し、苦しみとそれにともなう感情と、その自然な成り行きを分かち合うことで、子どもはその危機を生き抜くことができるようになります。こういうようにして依存症を抱えた家族は皆苦しむのですが、それぞれ一人でとても寂しく苦しむのです。子どもたちも皆、寂しさ、恐怖、怒り、その他いろいろな感情に苦しめられますが、彼らにはその感情を理解しようがないのです。さらに子どもたちは、これらの感情が自分の理解を超えるものだと誰かに伝え、助けを求める方法も持ち合わせていません。

子どもはたとえ依存症がどんな病気かを教えてもらう機会があったとしても、知識だけでは自分が経験している強烈な感情は払拭できないでしょう。子どもたちは理解し同時に感じ取ることができるものです。ですから、彼らの感情は当然のものであると誰かが子どもたちに教える必要があるのです。子どもたちは次のように言えるようにならないといけません。「私はとてもきまり悪かった。彼女が病気なのはわかるけど、彼女はいまだにきまり悪い思いをさせるし、傷つけるの」。または、「ママはいつもあんなだから私は悲しいの。そして、私はすごく怒っているの。ママはどうして自分から治療を受けようとしないのか私にはわからない」と。これらの感情すべては本当に当然のものです。子どもたちは彼らの感情が当然のもので、またその話を聞いてくれる人（親、カウンセラーなど）は必要なものだと知らなければなりません。そして、アルコール依存症でないほうの親も、外からの支援を得ながら、自らも子どもたちの当然の気持ちを認識し、受け止める役割を果たすことができるようになるでしょう。

泣くこと

泣くことは感情を出す自然な方法です。アルコール問題を抱えた家族の子どもたちも配偶者たちも、共に泣く必要があります。しかし、多くの人は泣くことができないことがあります。そういうとき、アルコール依存症の家族の多くは次のいずれかを行ないます。一つは泣かないようにすること、もう一つは、静かに一人で泣くこと、です。

子どもが泣くため、また泣いてもよいのだと思えるようになるためには、「泣いてもいいんだよ」「泣くと少し気持ちが楽になるよ」などの健康的なメッセージを伝えておく必要があります。反対に「男は泣くものではない」とか「泣き虫になっちゃいけない」などは言うべきことではありません。

また、泣くことは決して弱いことでも、恥ずかしいことでもないと、実際に子どもたちの手本となって教えてくれる人が必要です。もし、依存症の親（両親）が回復期にあるなら、彼ら親が素直で健康的な感情を表現することです。そして、自分たちの変化した新しい感情表現を素直に話すことです。傷ついたときには大人も泣くのだということを子どもは知る必要があります。家族がお互いの涙を見せ合えることができるようになると、お互いをより身近に感じるからです。泣いてもよいのだと認めるのとは別にして、子どもたちが自分の気持ちを他の人たちと分かち合えるようになることは大事なことです。自分が泣きたくなったときに、子どもたちは誰にそれを話せるか、また誰を信頼しているのかも聞いてみることが重要です。またそういうときに、家族では誰に慰めてもらうのかも聞いておくことは、とても貴重な話し合いになるでしょう。

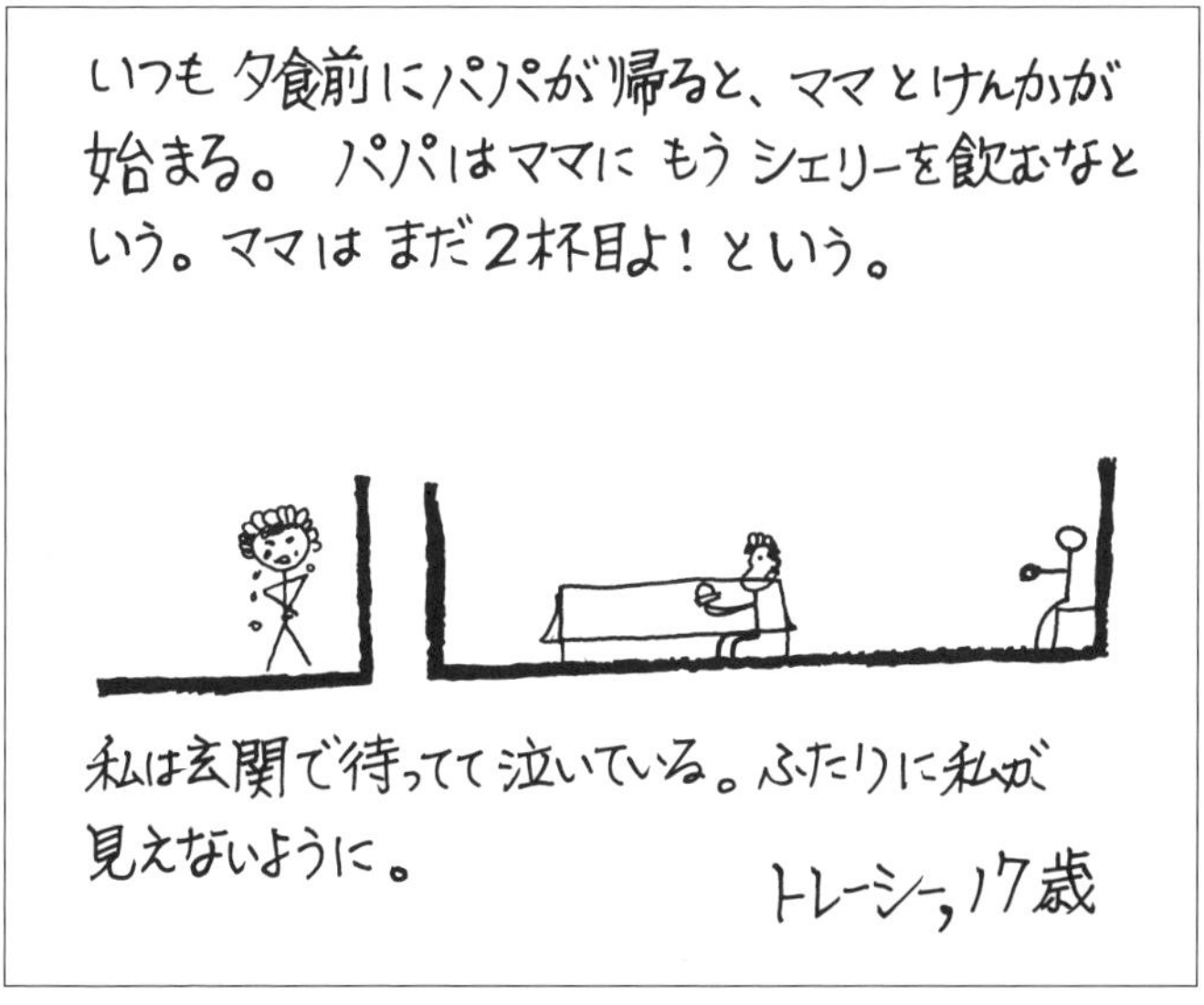
いつも夕食前にパパが帰ると、ママとけんかが始まる。パパはママにもうシェリーを飲むなという。ママはまだ２杯目よ！という。
私は玄関で待ってて泣いている。ふたりに私が見えないように。
トレーシー，17歳

あるとき、私はある姉弟にかかわったことがあります。チャックは六歳の男の子で、メロディーは九歳の女の子です。チャックは自分のママが信用できないこと、ママの飲酒について自分は何もできなくて無力感があることなどを素直に話していました。チャックはすごく心配でたまらないと、ときに話をしながら泣くこともありました。そういうときにメロディーは弟に泣くのをやめて黙るように言うのです。話をさえぎるように大きな声で、チャックを泣き虫と言うこともありました。メロディーはチャックが喋って感情を吐き出すのをやめさせる為なら何でもするような勢いでした。たった三歳の年齢差しかないのに、チャックとメロディーの否認のレベルはすでに違うものでした。こういうように子どもたちの否認のレベルがそれぞれ違うこと、またどうやってお互いの感情の表出を邪魔したり、または助け合ったりするかを、大人は十分に知っておく必要があります。ある子どもは泣くところを、ある子どもは怒るかもしれません。また、何も感じない子どももいるでしょう。どの子どもたちも、自分のどんな感情も受け入れられ、それを健康的に表現することが必要です。

恐怖

恐怖はどの子どもにもある自然な感情です。しかし、残念ながら依存症患者を抱えた家族にはそれよりいっそう強い恐怖を感じます。親が酒または薬を使っている場合、結果として家庭のなかの緊張感は強くなります。そのとき、子どもが恐怖を感じるのは当然であると認めてあげることが大事です。子どもが明らかな恐怖心を示した場合、またそうでない場合でも両親、家族、友人らは子どもが恐怖を感じるのは当たり前の感情であると受け止め、認めてあげる必要があります。多くの場合、子どもたちの恐怖心は何が原因で湧き出すのかはわかりませんし、またその原因を取り除くこともできません。しかし、子どものもっているその恐怖心を認めてあげることで、その感情を和らげることができます。このように感情表現ができるようになると、親子間の関係に親密さが増します。また、気持ちを外に出せるようになると、心の中に閉じ込めてきた感情に苦しめられなくなるでしょう。恐怖などの情動は外に出さないで溜め込んでいると、より強い感情にふくれあがり、必要以上の苦痛を引き起こしてしまうのです。

怒り

怒りは誰でも経験する自然な感情です。しかし、怒るとかえって親に怒られたり、拒否されたり、虐待されたりする可能性があると感じると、多くの子どもは自分の感情を外に出すのをやめます。子どもが自分のフラストレーションと怒りを自覚し、適切な表現方法で気持ちを外に出していくのは非常に大事なことです。子どもたちの怒りが問題となるのは、怒りを心の中に溜め込み、適切な表現方法を見つけることができないときです。

子どもたちに、家族の誰かが怒り出したときに、何が起きるかを聞いてみてください。きっとその家族がどのように怒りを表現しているのかがわかるでしょう。それはこの家族では何に注目し、対処方法は何かを決めるうえでのガイドとなります。家族の誰かが怒り出したらどうなるのかを、九歳になるマイクに聞いてみました。すると、「パパは家を出て行く。ママは飲み出す。トミーも家を出て行く。僕はそれほど腹が立ったりしない」と言いました。ところが、マイクはとても太った少年で、彼の怒りの対処の仕方はお母さんのパターンと同じと言えますし、兄のマイクはお父さんの方法だとわかります。家族のなかの二人は怒りから立ち去ろうとし、残りの二人は飲むか食べるかするのです。家族のどの人も怒りの健全な対処方法を知らないのです。

子どもたちが怒ろうとするとき、それが原因で親の愛情を失うことはないとわからない限り、子どもたちは安全な気持ちで怒りを出すことはできません。多くの子どもは「もし私が怒りを表わせば、親は私を愛さなくなる」と感じています。子どもはその状況において、人が適切と認識する怒りはどの程度かを知る必要があります。

子どもたちは、自分の心の痛みや怒りは大事なものであり、過小評価されるべきものではないと知る必要があります。多くの子どもは、家の外のどんな出来事よりも、家族のなかで起きる出来事のほうが優先されるべきものだと考えています。「今日、学校でどんなひどいことがあって腹が立ったのかなど家族の誰に話せるものか。そうじゃなくても家のなかはいつも緊張感がいっぱいなのだから」と。

ここで子どもが学んだメッセージは次の三つです。

（1） 今日、学校で自分にどんなことがあったかは重要なことではない。
（2） 今日、学校で一日中感じていた感情は重要なことではない。
（3） 自分は重要でない。

子どもは自分の感情の大小にかかわらず、当然のものとして受け止めてもらえることが必要なのです。

罪悪感

子どもは実際には家庭内環境を左右する力などもっていないのに、まるで自分たちがそういう力をもっているかのように考えるものです。「パパはいつも僕たちがやるべきことをちゃんとしないと怒鳴っていた。僕たちのせいでパパは機嫌が悪くなって出ていき、二度と帰ってこなかった」という考えがその例です。家族の誰かが依存症になった場合、それは子どもたちが原因で発病したのではないと知る必要があります。もし子どもたちのやった行動で親が機嫌を損ねて怒り出したとしても、その親が酒や薬を使うこと以外にもいろんな対処方法があるということを、子どもたちに気づかせる必要があります。依存症の親が酒または依存している薬に走るのはその本人の責任だと、子どもたちに気づかせるのです。

子どもはそのためにも、その罪悪感が本当のものか偽物かを区別できるようにならなければなりません。本物の罪悪感は、自分のとった行動の結果、良心の呵責を感じたときに発生します。それはたとえば、約束した時間に自分が遅刻したり、うそをついたり、物を盗んだり、約束事を破ったときに感じるものです。間違った罪悪感とは、他人の行動や振る舞いに対して自分が責任を感じることを言います。

ジムは四十三歳ですが、自分が十二歳のある金曜日の夜のことを話してくれました。その日はいつもと変わらない夜でした。ママは夕食を作り、彼はママと二人で夕食をとりました。パパは家に帰ってきてもいつも夕食を食べないと彼もママも知っていましたが、ママはいつものようにオーブンの中にパパの夕食を入れました。十時近くになってパパが家に帰ってきましたが、そのときはすでに酔っていました。自分たちには訳がわかりませんでしたが、パパはいつものようにその日に家であったことは何でもわかっているといった様子で、大声で怒鳴りだし、騒ぎ始めました。ジムはいつもだったら、パパが家から出かけられないように車のカギを隠しにいきます。でも、そのときは違いました。ジムはいつもと同じ行動はせず、父親のところへ行きカギを投げつけて叫びました。「パパなんか死んじまえばいいんだ」。そしてジムは自分の部屋にこもったのです。父親は驚いた様子で、怒ってコートをわしづかみにし、自分の妻に怒鳴り散らした後、ドアを勢いよく閉めて出て行きました。十マイルほど行った先で、お父さんは単身事故を起こして本当に死んでしまいました。ジムは今でも、自分があの事故と父親の死を起こしたと信じています。これが間違った罪悪感で、ジムは大人になった今でもまだ負っているのです。あの晩、ジムの怒りは当然のものでした。そして父親なんか死んでしまえばいいと思ったのも確かです。しかし、ジムが原因でそのお父さんが亡くなったのではないのです。ジムのように、自分ではどうしようもできないことが何度も繰り返し起こっていると感じたとき、その苦痛な原因を作っている人が死んでほしいと思うのは当然のことです。ジムは父親への怒りや、父親ともっと良い人間関係が作れなかった悲しみや、そしてあの事故が起きた悲しさを、嘆き悲しむことを、本来負うべきでないはずの罪悪感にすり換えたのです。

子どもたちは自分たちが問題の原因だと思ったり、自分たちが問題を解決できないと、罪悪感をもつ以外にも、自分たちが抱く親に対する怒りと愛情という相反する感情の矛盾にも、罪悪感をもつことがあります。子どもたちは生後間もない早い時期から、親を愛し、尊敬すること期待されながら育ちます。でも、その親の一番優先されるものが酒や薬だったりすると、その父または母は子どもに愛情をかけたり、愛情を受け入れたりすることができなくなります。愛とは、相互の尊重と、信頼と、感情の分かち合いから成り立っていますが、依存症患者は自分自身もそして他人に対してもそのすべてを失っているのです。愛されないこと、愛情を受け止めてもらえないことは、ともに子どもに失望と混乱を与えます。愛したいと思っても親に対して恐怖心をもったり、またその親が必要なときにいなかったり、一貫性のない親だったりすると、子どもたちは当然ながら混乱してしまうのです。

子どもには、感情というのは変化するものであると教える必要があります。あるとき、ある人に強い憎しみをもったとしても、違ったときには共感をもったりもするものです。また、ある人にすごく愛情を感じたとしても、その数時間後には怒りを感じることもあります。感情とは変化するものなので、一つの感情に永久に〝とらわれ〟続けることではないのです。でも、そのことに子どもたちはなかなか気づきません。ですから、子どもたちがわかる言葉で説明してあげなければなりません。

一度に複数の感情をもつことが可能であることを、子どもに知らせる必要があります。それは、悲しみと怒り、幸せと悲しみ、恐怖と不安、愛と憎しみなどです。感情には数え切れないほどの組み合わせがあります。大事なことは、子どもがたとえ「ママのことなんか愛してない。大嫌いだ」と言ったとしても、大人はその子どもの気持ちを受け入れることです。子どもの激しい嫌悪、怒り、恐怖や失望の感情を、もし大人が受け入れ、その感情が正当なものとして認めれば、これらの感情を抱いても、子どもたちは罪悪感をもたずに生きることができるのです。私たち（親、カウンセラーなど）は、子どもたちと共にこれらの感情の対処方法を学ばせることができれば、子どもたちは自分自身をもっとポジティブに受け入れられるようになれるのだと思います。

子どもたちは、親を本当に愛しているのだということを、私たちは認め、知っておく必要があります。たとえ親の子育てに一貫性がなく、子どもにとって辛く心の痛むものだとしても、親に対する愛情は壊れずにもち続けられるものです。そういった強い愛情は、親が依存症になる前に子どもが受け取ったもので、または親がしらふのときに分かち合い、もらい受けたものです。依存症の親は絶えず酒で酔っ払っているわけではありません。依存症の多くは二十代半ばから三十代前半に発症する、一連の変化をともなう病気です。これはたいていの親が自分の依存症前に、または依存症の初期段階で、子どもたちを育て始めているということを意味します。依存症の初期段階では、家族に絶えず混乱をもたらすほどひどい状態ではないことがあります。同じことが依存症でないほうの親にも言えます。時間の経過とともに依存症でないほうの親も抑うつ的になり、よく怒るようになり、融通性がなくなり、放心状態になったりもします。特徴的な共依存的な行動が初期の段階からあったわけではありません。そういうとき、両親は共に子育てにもっと一貫性をもち、愛情に満ちた子育てをすることができていたのです。子どもの親への愛情は、このような時期に育まれたと思われます。

私たちは子どもたちに働きかけて親を愛するように仕向けることはできませんが、親を嫌わないように支援することはできると思います。アルコール依存症者を抱える家の子どもたちに私たちがかかわり、子どもたちの生活にもっと一貫性をもたせることができるならば、さらに家族全体に影響を及ぼす依存症という病気をよりよく理解できるように子どもたちの教育をすることができれば、子どもたちは親に対する憎しみの感情に〝とらわれない〟ですむようになるでしょう。

子どもたちは通常、身近な大人を見習いながら感情表現やその処理方法を学びます。つまり、健康的な大人のとるべき対処方法に接する機会が多ければ多いほど、子どもは健康的な対応や、ポジティブな対処方法ができるようになるのです。家族が孤立すればするほど、子どもは他の大人の健康的な対処方法を学ぶ機会が失っていきます。そういったとき、子どもたちには健康的な大人の役割モデルと接する機会を増やすことが必要となります。

われわれは、子どもたちが経験する感情のすべてに対応することはできません。しかし、常に一貫性のある健康的なメッセージを送り、また子どもの感情は当然のものであると認め続け、そして感情に対処する有効な手本を示し続ければ、子どもたちに対して常にサポートの必要はなくなるでしょう。

操作性

子どもたちは自分の生活のある状況下では、自分が親を操作できることをすぐに覚えます。そして自分の都合のよいときに、この方法を利用するのです。これは依存症の親が人格変化を起こしているとき、激しい良心の呵責を親が感じているとき、一時的記憶喪失のときに、それらの操作は有効であると子どもたちは感じています。たとえば「土曜日の夜なら、パパがお酒を飲み始めると、何も質問せずに外出させてくれるってわかっているの。だから金曜の夜遅くまで待つの。お酒を飲み始めたばかりで外出をしていいかと聞けば、パパはしっかり気を取り直して、外出して一体何をするつもりなのかと二十回ぐらいは聞いてくるから」。またそのほかに「ママがお酒を飲んでいるときにお小遣いをねだると、本当は五ドルのところを二十ドルもくれる」などがあります。同じような作戦を共依存症の親にも使うことがあります。子どもたちは共依存の親の罪悪感につけ込むのと同じように、依存症の親にも同じようにつけ込んでいきます。でも、子どもは所詮子どもです。これらの操作性は正常な成長の一つのプロセスなのです。しかし、依存症でないほうの親が健康的な境界線をもつことで、これらの行為は少なくなります。このような操作性が見られるときは、依存症という病気につけ込まないように、子どもたちをしっかり指導する必要があります。

問題解決

感情について語ることの良い点は、より健康的な問題解決ができるようになるということです。たとえば、今週の金曜日にサリーが学校で大事な「母と娘の会」があり、母親がそれに出席できるかどうかは、その日にお母さんが飲むか飲まないかにかかっています。サリーは不安があることは父親に話していませんが、父親は次のように話しかけることができます。「金曜日に大事な会があることは聞いているよ。お前にはとても大事な会だね。ママからも昨夜、その話を聞いているよ。きっとお前は、ママが本当に一緒に出席してくれるかどうか心配しているんだろうね」。父親はこの時点で話をいったん止めて、サリーに応えるチャンスを与え、サリーの話を聞くようにする必要があります。問題解決はいつでも本人と一緒にするほうが適切な対処方法です。子どもに話をして「もしそのとき、ママがお酒、または薬を使いだしたらどうするつもりか」質問をしてみることです。そして次に、本人がどう考えているかを聞くのです。その後、もし必要なら、可能な選択肢を示し、指導してあげることとです。もちろん、その可能性のなかには次のものが含まれます。①サリーはその会には出席しない、②サリーは一人で会に出席する、③ママの代わりの他の大人に一緒に来てもらう、④サリーは友だちとそのお母さんと一緒に行く、などです。ここで大事なことは、母親の依存症のせいでサリーが孤立してしまうのを避けること、そしてなるべく本人が立てた計画に近いものになるようにすることです。親の代わりとなるサポート支援を利用して、サリーがその会に出席できるように励まし進めることが健康的な問題解決方法です。このように行事などの前後に、お互いの感情や考えについて話し合うことで問題解決ができるようになっていくでしょう。

六歳のキャリーは、八歳の兄トニーと一緒に、五回目の子どもプログラムにやってきて、次のように自分の抱えている問題について話をしました。子どもたちは、パパは五週間のアルコール入院治療プログラムから帰宅後、また飲酒を始めたと言います。子どもたちはすでにお父さんとは一緒に住んでおらず、週末にだけ会っていましたが、二人の話だと父親はお酒を飲むといっても酔っ払うわけでもなく、何の問題も起こさないのだそうです。この子どもプログラムのとき、キャリーはお父さんが来週末にディズニーランドに連れていってくれるという約束をしたことを話しました。キャリーは前の年にもディズニーランドに行っており、とても気に入っていたのです。トニーはちょうどお母さんと週末旅行に行くことになっていて一緒にディズニーランドへは行けませんでした。キャリーはディズニーランドには行きたかったけど、パパがお酒を飲むことで、楽しいはずの旅行が台無しになってしまうのではないかという不安ももっていました。

キャリーはパパが大好きで、パパと一緒にいたかったし、ディズニーランドにも行きたいと思っていました。しかし、心配もありました。まず、もしパパが飲み出したときの帰りの九十分間の運転が安全かどうかが心配でした。でもその一方で、自分がパパを守ってあげないといけないとも思っていたし、パパの運転が怖いということで、パパを傷つけるのではないかと心配でした。また、自分がなぜ怖がっているのかを話せば、今度はパパが自分をどこにも連れていってくれなくなるかもしれず、これから自分とまったく会ってくれなくなるだろうと思い込んでいました。キャリーには、どう考えてもうまくいきそうにないと思えました。

でも、ママにその話はしたくありませんでした。話をすると、完全にディズニーランドに行けなくなるだろうし、そうかといって、トニーとママの週末旅行にも行けないとわかっていたからです。ようやく、キャリーは言い出しました。「どうしたらよいか、本当にわからないの。でも、とにかく自分が行くと決めてパパに言ってみれば、パパはもしかするとお酒は飲まないかもしれないし」。キャリーはこれから直面するかもしれない問題に対して心配で、またこのジレンマに対して腹を立てていました。

同じ治療グループにトリーシャという十一歳の女の子がいて、その子も同様に週末、父親の家に行くということでした。彼女が話しだしました。「パパは夜になると飲みに出かけて行くの。本当に遅くまで帰ってこないの！」。トリーシャはそんな夜は一晩中、独りぼっちでした。父親が心配でよく泣いていました。トリーシャは父親を家にとどめておく手立てが彼女にはないように感じていました。それでも、母親にはそのことは言いたくないのです。お母さんに話せば、きっと父親の家には行かせてもらえなくなると思うからです。

キャリーとトリーシャの投げかけたこれらの問題は、子どもたちが直面する問題のなかでは最もやっかいなものとはいえませんが、子どもたちだけでは解決できない問題の代表的なものです。

トリーシャもキャリーにも、それぞれ明らかに満足がいくような問題の答えはなかなか出ません。しかし、どの子どもにも、大人の、できれば親のサポートが必要です。そして、それは次のような方法となるでしょう。①子どもたちにできるだけ説明をしてあげること、②子どもたちをできるだけ守ってあげること、③自分で自分のことを守ってもよいのだと認め、許してあげることです。

それによって次のような基本的なメッセージを受け取ることができます。①酒や薬を使っている依存症を抱えた親は、必ずしも常に一番良いと思われる判断はできないということ、そして、②他の人に援助を求めることは許されるものであり、大事なことだということです。

子どもたちは起こり得る状況について話し合ったり、考えたりする機会があると、それによって問題をうまく処理できるようになったり、自分自身を守ることもできるようになったりするのでしょ

状　況	可能性
キャリーの：もしも〜なら キャリーの問題――パパがディズニーランドで飲むのではないかという恐れ、どうしていいかわからなくなることへの恐れ、パパの飲酒運転。でも、彼女は行くことに決める。	行く前にパパにその心配について話し、飲まないように頼む。 もう一人頼りになる大人についてきてもらう（とっさのとき、保護を求めるよく知っている人）。
トリーシャの：もしも〜なら トリーシャは自分一人で週末にパパの家に行きたいのだが独りぼっちにはなりたくない。パパに夜に家にいるように頼むのだが、効果がない。	パパが好きだから一緒にいたいと言い、週末しか会えないのだから家にいてほしいと頼む。 一晩中一人きりにするのなら、私も野球に連れて行って、と頼む。 パパが夜、外出するなら、自分も一緒に過ごす友だちが欲しいと話す。

う。子どもたちに、可能な問題解決の要点や方法と、彼らに対する前向きなメッセージとを合わせて説明しておくこと、そのうえ大人は自分たちを助けてくれるのだとわかれば、子どもたちもいつでもより良い選択をすることができるようになるでしょう。

結局、トリーシャとキャリーは、二人とも父親のところに行くと決めました。子どもたちがそれぞれ何を必要としているか、そしてまた、子どもたちにとって親の愛情は必要なのだということを、われわれ大人は知っておく必要があります。

次の例は、危険な状況または傷つきやすい状況を避けるには、どういう対処方法があるかを子どもたちと話し合ったものです。

問題解決にかかわってくれる大人の役目は、次の二つの要素があります。

状　況	可能性
子どもの：もしも～なら 私はパパの運転する車で、家から四十分ほどのところにいます。パパは酔っ払っているようには見えませんが、この二時間の間に六本のビールを飲み、その運転はとても恐いのです。	私がその車に乗っていたとしたら、パパに運転が恐いと言って、もっとゆっくり運転するか、停車するように言ってみる。 （こうお願いすることは父親が前にも同じように警告されているときには効果があります。でも、父親がもっと怒り出すこともあり得ます）。 もし父親が車を止めたとしたら、私は母親を呼ぶか、友だち（前もって必要なときには援助することを約束している人）を呼びます。誰か私を迎えに来てくれます。

（1）問題解決の方法に関する説明や提案をし、子どもたちが自分たちにも解決に向けて選べる方法があるのだとわかること。

（2）そして子どもたちが選んだ方法に対しては、サポートが受けられるということ、自分が選んだ解決法は価値のあるものだということを保証し、親に抱いた感情が理由で罰せられることはないと確認すること。

上記の方法がいつもうまくいくとは限りませんが、子どもたちは恐怖を覚えるような状況にそのままいなくてもよいということや、もし違った問題解決法を選んでしまったときには、誰か自分に関心のある大人がサポートしてくれると知る必要があります。

ここで忘れてはならないことは、これらの提

状　況	可能性
親の：もしも〜なら 私の妻はアル中で、酔っ払ってタバコを吸う癖がある。先日も家具に焼け焦げを作った。もし私が火事を恐がっているとしたら……	家に火災報知器をつける。 逃げ道を確保しておく。 防火訓練を受ける。 もし，私（アルコホリックでない親）が家にいないとき、誰かほかの大人が子どもといるようにする。それが不可能なら、他の場所に行かせる（子どもを恐さで一晩中寝られないようにしない）。
アダルト・チルドレンの：もしも〜なら 母親の飲酒のせいで、実家のクリスマスには出かけたくない。父親を放っておきたくないが、さりとて子どもたちに、酔った祖父母とのクリスマスを経験させたくもないとしたら。	父親だけをクリスマスパーティーに呼んでその訳を話す。 時間を区切って出かける。二時間だけか一日中か。 母親も家に呼ぶ場合は、決して飲まないというあなたの家のルールを母親にも納得してもらう。

案は選択肢の一つであって、絶対にしなくてはならない方法や推薦事項ではないということです。家族はそれぞれ自分たちが置かれている状況を一番よくわかっています。これから起こり得る問題、また、現実に起こっている問題が何なのかを明らかにし、次に実行可能な対策は何かを探すことです。

もちろん、子どもたちは自分がサポートされ、他の大人たちからの肯定的な反応が戻ってくると思われるような選択肢を、選ぼうとするでしょう。

この話し合うという問題解決法は、アルコホリックの家族の否認のプロセスを打ち壊し、しゃべるな、感じるな、信じるな、の掟を取り除く重要な第一歩となります。

家族のなかの大人にも「もしも……な

ら」があります。

問題解決の可能な方法が話し合われる（家族会議）ときに依存症本人がいない場合には、家族の行動計画がどんなものかを、後で本人に知らせておくと助かるかもしれません。そのときには依存症の本人の行動（依存症の結果として）が家族には問題であると伝えること、またそれは家族の安全性をも脅かしていることを知らせておく必要があります。

家族以外の人間関係

子どもは親のように育ちます。機能不全家族で育つ子どもの場合も同様で、この場合、別の行動様式を誰かが見せない限り、彼らも機能不全の行動パターンを繰り返してしまいます。大切なのは、子どもを正当に認めてくれる親以外の大人（支援者）とのつながりが必要です。この支援者となる大人は、子どもが一人で問題解決に立ち向かわなくてもすむように手助けをしてくれるような人でなければなりません。また、子どもたちには、自己評価が上がるような活動を勧めてくれる人が必要です。学校の課外活動や教会の活動は、多くの問題を抱える子どもたちの生活に、融通性や力強さを与えることがわかったからです。アダルト・チルドレンの多くは、親戚、友人の親、学校の職員などがかかわってくれたお陰で、どれだけ自分たちの生活が違ったものになったかを話しています。援助資源につながることで、子どもたちは自分の家で起こる出来事だけにとらわれないですむようになります。また、他の大人たちがどのように問題解決をするかを知り、そして、今までは表に出なかった自分たちの才能を、引き出すことができるようになるのです。このようなことは、困難な家庭環境に生きる子どもたちにはきわめて重要なものです。

回復過程にあるアダルト・チルドレンが過去を振り返るとき、自分たちが成長過程において、誰とどのようなかかわりをもったお陰で自分たちが助けられ、元気になれたかがわかるものです。トムは高校時代、スポーツにかかわったことが、自分を家の出来事から解放し、また、それが自己評価を高めるきっかけになったと確信しています。エリーはいまだに中学校時代のボーイフレンドの両親と会っています。彼女はその大人たちを、ずっと自分の両親の代わりになる人だと思っていました。彼らは彼女の話を聞いてくれ、自分には価値があると認めてくれ、そしてまた、自分を年齢相応のただの子どもとして扱ってくれたのでした。ルーは物静かだった叔父さんが、自分を家族のように扱ってくれた人だと思っています。叔父さんは自分の家の周りの日常的な仕事を一緒に手伝わせてくれたり、自分の家族と一緒にルーも小旅行に連れていってくれたり、ルーの学校の行事があると出席してくれたりしました。そしてルーがその叔父さんからもらったメッセージは、自分は叔父さんにとって、価値のある人間である、というものでした。与える人にとっては、たいしたことでないこのメッセージも、依存症の家族で育った子どもにとっては、すごく大きな意味のあるものだったりするのです。

家族の行事とその維持

アルコール依存症の家族にとって、家族の行事とは、急に取りやめになったり、または子どもたちが傷つくようなものになったりするものです。ディナータイムが恐怖の時間になってしまったり、（親とキスを交わし穏やかに眠るはずの）就寝時間に孤独を感じたりするなどです。ハロウィーンは忘れ去られ、家族の光景が繰り広げられるクリスマス休暇は、忘れ去られるどころか、逆に家族が離れ離れになってしまうこともあります。誕生祝いも、高校の卒業式やバルミツバーの儀式（ユダヤ教の少年の成人式）があるときも同様で、どうなるのか予測もつかず、子どもたちは多大な不安を抱きます。一般的に食事の時間や就寝時間、特別なお祝い事や休暇は、家族が健康的な団欒ができるときです。これらの行事を私たちができる限りのサポートを与えることは、とても重要なことです。

役割の再形成

第4章の「役割の連鎖」で述べたように、子どもがどの役割（責任を負う、適応する、慰める、行動化する）を演じているかにかかわらず、その子どもたちは、心の中に隙間をもっています。この隙間とは心理的な空虚感（虚しさ）のことで、親が一貫した親業をしていないことや、適切で情緒的なサポートの欠如から生じたものです。これらの空虚感は子どもの社会生活にも支障を来たし、大人になってからも問題を起こす原因となります。この心の隙間は、リラックスができない、人に頼る方法がわからない、他人に従うことができない、どのように生活したらよいかわからない、自分の欲求をどのように満たしたらよいかわからない、などであり、ほかにも未発達な対処方法によって生じる事柄を含みます。また、これらの隙間は、生活上の問題を引き起こすだけではなく、自分たちが大人になったとき、結果的に自分の親と同じような依存症がある人と結婚してしまったり、または自分自身が依存症になったりする原因にもなり得ます。これらの隙間や空虚感は、子どもたちに情緒的なトラブルを引き起こしやすくさせます。

実際に起こっている問題を話すことを通して、子どもたちにアルコール依存症を理解させ、自分の感情を認め、その表現方法を教えてあげるには、確立された健康的な支援ネットワークが必要です。それらとともに彼らの役割再形成に集中させることが必要となります。

問題のある親をもつことで培った、責任感、適応性や人を慰めるのが上手であることは、必ずしも悪いことではありません。しかし、彼らはそれらの能力を身につけながらも、内面的には情緒不安定であり、心に隙間をもっています。つまり、彼らが身につけた能力とは、混沌として何が起こるか予測もつかない家庭環境のなかで、生き抜く為に身につけたものなのです。これらの役割の良い面まで否定してやめさせるのではなく、より良いバランス感覚を子どもたちがつかむのを助ける必要があるのです。要するに心の隙間を埋めるのです。子どもたちには社会適応術を学べる環境が必要です。社会適応術は彼らが自然と身につけた生き残り術からは与えられないものです。

子どもの役割の再形成とは、一般的に大人が子どもたちの行ないに対する期待を変えること、また、大人自身も子どもに接する態度を変えることです。例を挙げれば、八歳の子どもが八歳の振る舞いをしたことに対して不満をもち、大人のように振る舞えと言うのではなく、年齢相応の普通の八歳児としての子どもの振る舞いを許すことです。これには忍耐力が必要でしょう。もし慰め役の子どもが再び自分を慰めようと近づいて来たとしたら、褒めるのではなく、その子どもにその思いやりはとてもありがたいが今は一人でいたいし、またこれからは大人の友だちを呼んで話を聴いてもらおうと思っていると伝えなければなりません。

たとえポジィテイブなものであっても、再形成に抵抗はつきものであることを覚えておいてください。私たちが子どもたちの役割再形成を支援していくなかで、子どもたちが混乱、抑うつ、引きこもり、怒りを現わすのを目にするでしょう。今までのやり方を変えるというのは落ち着かないことですが、この感情は自然で予測されたものです。

たとえば、それまで〝小さな大人〟そして〝母親役〟として忙しく演じていた十歳の女の子に向かって、石蹴りをしたり友だち同士とおしゃべりをして笑ったりするように言えば、かなりの抵抗があるでしょう。なぜならその子にとって石蹴りやおしゃべりは、今までの自分の生活の現実からかけ離れているからです。

このような抵抗は、順応するタイプの子どもに、自分の怒りの感情や傷ついた気持ちを分かち合おうと言ったときにも起こるでしょう。ある男の子は、父親がお酒を飲んで大声で怒鳴り暴れているときでも、われ関せずとテレビを見ていたのに、いきなり自分の気持ちを話しなさいと言われても、現在の自分の能力をはるかに超えていると感じてしまいます。

慰め役の子どもにおいても同様で、それまでずっと皆の気持ちの世話をしてきている子に、これからはもっとわがままになりなさいと言ってみたところで、困難な仕事です。自分のことを考えるとき、今まで他の人の面倒を見ていたときに得ていたような満足感は得られません。彼女は役目から解放される心地良さを知らずにきているのです。この適応方法を学ぶことは、彼女にとっては恐怖をともなうものになってしまいます。

この役割再形成は、依存症の患者が酒や薬をやめるかどうかにかかわらず難しいものです。また、役割再形成はゆっくり行なわれなくてはならず、その過程には何人かの大人の支援者がかかわっているほうが効果的です。祖父母や親戚、隣人や学校の職員に頼んで、どのように子どもたちの支援ができるかを話し合うといいでしょう。

役割再形成の目的とは、責任を負いやすい子どもを無責任な子どもにすることではなく、適応力のある子どもを融通が利かない頑固な子どもにすることでもなく、はたまた、慰め役の子どもを自己中心的な子どもにすることでもありません。役割再形成の目的は、バランスのとれた役割を形成するということです。その場その場で適当な役割がもてるように経験していってほしいのです。

またすべての子どもたちにとって、自分の負うべき責任はどこまでかという感覚を身につけることはとても大事です。私たちは、すべての子どもに対して、ある程度の責任は負わなければならないことを教え、しっかり責任をとることができたときには、言葉で褒めてあげることが必要です。また、なかには他の子どもより必要以上の責任を負う子どももいます。その場合、一人の子どもに他の人より多くの責任を負わせたり、ほかの子どもたちの親代わりになるような重い責任感をもたせたりしてはいけません。このように過度に責任を負う子どもから、特定な〝責任〟を放つことです。それと同時にその子にあった、年齢相応の〝楽しい〟遊びをするように支持します。たとえば、ある親がトムに向かって「今日は妹が帰宅する頃に、お隣のブラウンさんが来てくれるから、もしあなたがよかったら学校に四十五分ぐらい残って遊んできていいわよ」と言うことです。役割再形成とは責任領域の分散ということで、今まで一人で子どもが抱えていた責任を、他の人にも分けていくというものです。

責任の分散とは、たとえ十歳の子どもが、年上の十五歳のベビーシッターよりうまく下の兄弟の面倒を見れたとしても、ベビーシッターを雇うということです。または、親が朝二十分早く起きて、夕食の支度をすませてから出かけるということでもあります。そうすることによって、十二歳の子どもではなく、親が夕食の用意をする責任をもつことになるからです。子どもたちが、友だちを作り、放課後の部活に参加するには、親のサポートや勇気づけが必要です。親は子どもが外で遊んだり笑ったりできるように、支え、そして勇気を与えなくてはいけません。

責任を負いすぎる子どもに対しては、その子がもつ責任感の価値自体を否定しないように気をつけなければいけません。むしろ、今まで本人が使ったことがない性格の他の部分を引き出してあげることです。それは自発性や遊びへの好奇心であり、また誰かに頼ることで、無理をして一人ですべての答えを出さなくていいと理解することです。間違ってもいいのです。また、責任を負いやすい子どもには、たとえばスポーツゲームにおいて強いリーダーとして活躍しているときだけでなく、キャプテンを外されても、チームの一員として活躍していれば、その行動を認め褒めてあげる必要があります。

こういう子どもがリーダーシップを発揮している場合、そのリーダーシップが生き残る方法として行なうものでない場合だけ、それは健康的なものであると言えます。何かことを決めたり、計画を立てたりするときに、他の人に相談したり頼ったりするのは自然な要求だと教え、支援してあげましょう。いくら彼らが聡明で能力のある子どもたちであっても、所詮は子どもであることを知らせましょう。人はいくつになっても、ときに助けや助言を必要とします。これらのメッセージは、言動と行動が一致したときに最も子どもたちに届くものです。

責任を負う子どもに勧める行動のとり方は、以下のようなものです。

- ●子ども本人が思うように物事がはかどらないときに、気にかけてあげること。
- ●子どもの本質的な価値を認め、また子ども自身が、自分の価値と自分が成し遂げたことの価値とは分けて考えることを教えること。
- ●間違えてもいいのだと子どもに教えること。
- ●遊ぶことを子どもに勧めること。

過度に責任感の強い子どもでない場合は、自分のことを自分で決める自信がなくても、やってみることが大事だと励ましてください。そして、この自己決定プロセスに信頼をおくことを学ばなければなりません。また、ひとたび決断したときは、最後まであなた方を支援する大人がいるということを知る必要があります。まず、自己決定作業としては、失敗してもあまり恐怖を感じなくてよいような、あまり拒否されることのないことから始めるといいでしょう。たとえばどのテレビ番組を見るか、夕食に何を食べるか、どうやってその問題の解決をするかなどを考えることです。このような子どもたちは他人に認められたいという理由からではなく、自分で物事の決定し、それが成し遂げられたという体験が大事なのです。自分に対して良い印象をもつということを学ばなければいけません。慰め役の子どもの場合も、人に認められるという理由だったら、喜んで物事を決定するでしょう。しかし、これらの最終目的は、自分自身で健康的な物事の決定することを身につけること、そして組織のなかでの働き方を学び、問題解決能力を身につけるということです。

適応力のある子どもや慰め役の子どもにはリーダーシップをとることを教えるように、責任感をもちすぎる子どもには順応する方法を教える必要があります。責任を負う子どもたちは、能力がある人が彼らに指示を与えようとするときにのみ順応的になります。自ら進んでそのような行為をする人たちがいない限り、責任感の強い子どもたちは自分から責任を放棄することはしません。

私たちは子どもたちが感情を認知できるように、またその気持ちを他人と分かち合えるように支援するわけですが、慰め役の子どもにはよりいっそう時間をかける必要があります。そして、他人の感情には責任がもてないのだということを、しっかり教えてあげる必要があるでしょう。たとえば、あなたが夫の暴力的な言葉で傷ついて泣いていたとしましょう。子どもが心配してきたら、大人でも暴力的な言葉には傷つくし、自分は悲しい、だけれどもこの悲しさは子どもであるあなたのせいではなく、あなたには何の責任もないのだと言ってあげましょう。私は暴力的な言葉には傷ついたけど、大丈夫だと話し、子どもとその気持ちを分かち合いましょう。

大人役を演じている子どもたちも同様ですが、慰め役の子どもたちは遊ぶことを学ぶ必要があります。この種の子どもたちには、自分の欲求を満たしてもよいのだということをしっかり教えてあげる必要があります。慰め役の子どもたちは、自分の家で自分たちがどう感じているかを他の支援者などに知ってもらっていたり、気を配ってもらっていたりすると心がずっと安定します。

順応役の子どもたちに勧める行動療法は次のようなものです。

●親や支援者などと、二人だけの時間をとり、その子のことをよく知ること。
●その子どもの力強さ、才能、創造性を指摘し、励ましてあげること。
●どっちにしてもうまくいくような選択肢を与え、自分で物事を決断できるように練習させること。

慰め役の子どもたちに勧める行動療法は次のようなものです。

●（他人ではなく）自分のことを考えるように助ける。
●この子どもが遊べるように手助けしてあげる。
●もし、慰め役の子どもが他の人の面倒を見ていたら、今の自分はどんな気持ちか、また、かかわっている人の状況について自分はどう感じているかを聞いてみましょう。
●子どもに人間として価値があるとわからせてあげること。同時に、自分の本質的な価値と人の面倒を見ることとは別なのだと教えてあげましょう。

行動化する子どもは次のような事柄から問題行動を起こしていきます。①家族問題、②自分の欲求を満たす能力に欠けていること、③何が自分に必要なのかを人に知らせ、その助けを求める方法や知識が欠けていること、です。行動化する子どもの多くは、はじめは人に対して責任感も強く、気配りもできる子どもでした。しかし自分が何をやっても他人の満足を得ることはできず、その結果が反抗するようになったのです。反抗することで、自分の心に傷がつかないように防御しているのです。行動化する子どもの多くは、環境が整っていれば人を引っ張っていく能力のある、他の人のことにもよく気がつく子どもたちなのです。こういう子どもたちは、新しい建設的な怒りの表現方法やその出し方を教わらなくてはいけません。これらの子どもたちは、生活のなかから自分たちへの承認と一貫性を教わる必要があります。

行動化する子どもに勧める行動療法は次のようなものです。

- 適切な行動でない場合には、その旨子どもに教えてあげましょう。
- 子どもが責任をもって何かを行なったときには、必ず褒めること。
- 子どもの気持ちに共感してあげること。
- 場面を設定し、そのときその子どもがもつべき責任や、必要な選択肢とその結果の説明を通して教えてあげること。

飲酒のないアルコホリックの家庭

今まで述べてきた役割は、すでに断酒してしらふになっている依存症者のいる家庭の子どもたちにも、同じように当てはまります。もしかすると依存症者はすでに離婚や死別して、家族とは離れているかもしれません。しかし、騒々しい家庭内の出来事が表面的にはなくなったとしても、依存症の影響で出来上がった家庭内のパターンは変わりません。子どもたち自身も変化したほうがよいことに気づいてはいません。人は単純に、もし依存症者の行動が治ったら、または依存症者が家族から立ち去ったら、すべてが良くなると信じます。しかしながら、そううまくはいかないのです。

私はある十九歳の女の子のことを思い出します。彼女はつまらない些細なことでも嘘をつくことがやめられませんでした。彼女は暴力が飛びかっていたアルコール依存症者のいる家で、安定性を確保しようとするうちにこのパターンを身につけました。彼女が私にこの話をしてくれたとき、暴力を振るうアルコール依存症の親が家から（離婚をして）出ていってから三年が経過していました。彼女は三年たっても、自分の行動に向き合うまでは自分が嘘をついていることに気がつきませんでした。依存症の親が去った後でも家族の行動パターンが変わらない理由の一つとしては、自分たちが受けた依存症の影響がどれほど強いかということに、家族の誰もが気づかないというのが挙げられます。

四十三歳の回復中のアルコール依存症者は、次のように、私に話をしてくれました。しらふになってから六年もたっているのに、いまだに一度も子どもたちに、自分のアルコール依存症やその病気が家族に与えた影響などについて、話し合ったことがないというのです。今では自分の子どもたち（二十代前半の成人の二人と十四歳の子ども）と身近な関係になりましたが、それでもまだ多くのことを語らずにきてしまったことを悔いていると言います。自分の依存症がどれだけ家族にマイナスの影響を与えたかをわかっていますが、過去に起こした問題の影響について、いまだにどうやって子どもたちに話を持ちかければよいのかわからないのです。

たしかに何年もたってからこのような微妙な問題を持ち出すのは、とてもバツの悪いことです。しかし、長い目でみると、痛みをともなった感情やそのとき起こった問題を口に出して話し合っておかないと、時間がたてばたつほどますます問題の解決が難しくなるのです。隠蔽した感情を放っておくと家族との距離は広がり、家族間コミュニケーションの欠損が永続します。子どもたちは自分たちの感情を話すことや、過去の自分たちの生活にどんなことが起こったのかを話せる環境ができない限り、いつまでも現実否認は引き継がれます。家族が過去に存在した家族の戒律や役割を、格別な努力をもって作り変えようとしない限り、子どもたちの現実否認の能力は続いてしまうのです。家族間共通の継続的な秘密はあってはいけません。回復プロセスを経た家族はより親密になれるでしょうし、過去と現在の問題が家族のなかでオープンに、誠実に話し合われているなら、家族生活は充実してより良いものとなるでしょう。

家族は、アルコール依存症者が断酒を始める前から、回復プログラムに参加しているかもしれませんが、患者の酒が抜けてしらふになった後も、引き続き回復プログラムを継続することがとても重要です。それは、現実否認が家族にはびこるまでには、相当な年月がかかっているものだからです。依存症者が治療に結びつくまでに、家族は現実否認を取り除くために回復プログラムを行なっていたかもしれませんが、依存症者本人が治療を始め、最悪の事態は免れたと思い、自分たち家族は治療を中止し、昔の考え方に逆戻りしたとしても無理もないことかもしれません。家族にも、依存症の本人も、現実否認が根づくまでは長い年月がかかっています。治療は、根づくのにかかった年数よりは時間がかからないかもしれません。でも、回復にはこのプログラムの継続が大事なのです。

アルコール依存症者の回復プログラムがどんなものかを知ることは、家族にとって大事なことです。依存症者が断酒に成功して回復し、しらふに戻ったとき、その後に回復途上の依存症者のサポートがとても重要になります。回復プログラムには通常ミーティングがあります。ミーティングとしては、AAや、治療のアフターケアミーティング、またはその他のサポートプログラムのミーティングなどがあります。回復者のほとんど、特に回復後間もない人は、これらのミーティングに頻繁に参加する必要があります。

父親が断酒したときにマイクは十二歳でした。マイクは現在父親のアルコール依存症に対して、現実否認はほとんどありませんでしたし、父親が回復プログラムに参加したときはとても喜んでいました。回復治療の入院から帰宅すると、まもなくマイクは自分の通っているカウンセリンググループで、「すべてが本当に素晴らしいんだ」と報告しました。彼は笑みを浮かべて、まるでこの世には何も問題はないような様子でした。マイクの父親は、マイクが生まれる前からずっとアルコール依存症でした。父親がしらふになった今、マイクは父親が毎日、朝には起きて、一日中酔いつぶれていることもなく、ここに十二歳の男の子がいることを〝発見〟してくれるものだと信じていました――今まであまり関心がなかった自分の息子のことを。でも、マイクの生活はばら色にはなりませんでした。私はマイクの母親から、マイクが学校であまりうまくいっていないことを聞いていました。ある日、私はマイクに会うことができ、そのとき彼にこう言いました。「マイク、あまりうまくいっていないの？」すると彼は「そんなことないよ」と答えます。私は繰り返し、「マイク、物事はそんなにうまくいくわけじゃないのよ。いくら親が断酒したからといってね」。するとついに（自分の描いた絵を見せながら）話し始めました。「僕はパパがなぜ毎晩ミーティングばかりに出かけて家にはいないのか、理解ができないんだ」と言いました。マイクにはいろんな期待がありました。しらふになった父親と一緒にどんな時間を過ごそうかなど、夢を描いていました。でも実際回復してみると、父親はＡＡミーティングに頻繁に出席するようになり、以前飲酒していたときよりも家にいないようになりました。マイクにはこれが理解できず、混乱し、怒っていていましたが、すぐに以前の現実否認システムに戻り、自分が感じている感情から自分を守ろうとしていたのです。

マイクのケースでは、実際に父親はそれだけのミーティングに出席する必要性がありました。こういう場合、カウンセラーが子どもたちや配偶者たちに、元依存症者にとって、回復後のフォローアップのミーティングは必要だという説明だけでは十分ではありません。マイクにはミーティングについて父親がどう思っているのか、そして断酒してしらふになった今の気持ちを一緒に話し合う必要があったのです。もし、元アルコール依存症の親が、子どもたちをおいてそれらのミーティングに出席することがきわめて重要だと思っているなら、いかにそのミーティングが自分の回復に大事かを子どもたちに説明して、気持ちを分かち合う必要があります。マイクの父親は、マイクとどうにか心が通じる方法を探し出さねばなりません。

シャーロンは自分の子どもたちと、上記のケースと同じような状況に直面したことがありました。でも、彼女は自分の子どもたちに毎回ミーティングで教わったことを話したりしているうちに、いつも子どもたちと一緒に夕食を食べること、就寝のときお休みなさいを毎日言うこと、二週間に一度は二人の子どもそれぞれとの特別な時間をとることの重要性に気づき、そうすることで自分が参加するミーティングの回数を減らす必要もなく、また自分はちゃんと子どもたちの世話をしていないのではないかという罪悪感もなくなりました。

これを読んでいる親、きょうだい、友人、親戚、セラピストであっても、その子どもの育っている家庭環境を変えることはできないときがあります。しかし、少なくともわれわれは子ども自身が自分に対して感じているイメージを変えてあげることはできます。彼らはどうしてそのような行動や反応をしているのか子どもに教えてあげること、また最初に最も大事なこととして、親が依存症になった原因は子どもたちではないということを、本人にはっきり教えてあげることです。親は依存症になりたくてなったわけではなく、家族を愛していないから発病するものでもないということを理解することが大事です。

子どもたちが機能不全の家族で身につけてきた戒律や役割を、依存症のない一般の家にも当てはめて考えないことを私たちは願っています。十歳の子どもが家では大人の役割を担っていたとしても、家の外では十歳なら十歳の年齢相応に生きられるよう私たちが支援することができれば、その子どもの成長はもっと充実したものになるでしょう。

私たちは、このような子どもたちの回復治療としての投薬から乗り越え、自らの感情と向き合っていけるように支援する必要があります。私たちは子どもたちに問題解決の方法を教え支援する必要があります。そして、彼らには存在する価値があると教えなくてはなりません。やることが多く感じるかもしれませんが、もし、依存症に関する教育を子どもたちに提供したいと望むなら、子どもたちが成長過程で感じるさまざまな感情は当然なのだということを教え，問題解決の援助をし，自分自身を守る方法を話し合い，また，もっと素晴らしいサポートシステムができれば，私たちはより多くの子どもたちの回復を推進することができるのです。そして，これからどうやって生きていくかにおいて，はるかに多くの選択肢がある人生を，子どもたちは送ることができるようになるのです。

第9章　援助資源

私たち支援者は、アルコール依存症者が家族に与える影響は、どれほどすごいものかを知っているし、そこで育ったアダルトチルドレンの心の痛みがどのようなものかも、経験的に知っています。しかしそうであっても、子どもたちは親をかばって次のようなことを言う傾向にあります。「そうですね、でも……」「確かにそうだけど……それほど悪くはなかったの」「そうだけれども……話しても誰もわかってくれないし」「そうだけど……今では何年も家から離れているから」「そうね、でも……私は親（または両親）のことを本当に愛しているの」などです。

確かに、世の中には自分よりひどい恐怖や喪失の体験をした人もいるでしょう。でも、だからといって自分の経験した心の痛みや喪失が帳消しになるわけではありません。あなたの負った経験を理解できる人は必ずいるし、何歳であっても自分の経験を語ってもいいのです。真実を話したからといって、自分の母親、父親、家族の秘密を暴いて裏切っていることにはならないのです。もし、裏切っているとするなら、それは家族に機能不全をもたらした依存症に対してです。また、自分を許さず癒さないようにすれば、それこそ自分自身を裏切ることになります。あなたは過去に負った心の傷を癒していいのです。あなたはもう台本の通りに生きなくてよいのです。どのように生きたいのか、自分で選んでいいのです。

しかしそうはいっても、そこに至るまでは必ず抵抗があるでしょう。たとえば「回復したい、でも痛みがないものにしたい」とか、または「回復はしたいけど、それは自分一人でやれるわ」などです。

アダルトチャイルドがそのように言うのも心から理解できます。あなたが今までに負った傷の深さと悲しみが強風であるとします。まともにその風を受けたときに、もし両足首も両膝も背中も腕も脇もぴったりくっつき体が硬直していたとすると、風が強くなればなるほど、あなたは吹き飛ばされやすくなるでしょう。でも、その前にきっとあなたは走って身を隠す安全な場所を探すでしょう。人はそれぞれ仕事、人間関係、薬物、飲酒、性行為、お金を使うことなど、自分が現実から逃避できる道を求めるものです。でも、強風を受けたとき、前にかがみ、足は少し開いた状態で膝は少し曲げ、腕も体から少し離した状態だったら、体は少し揺れ動くかもしれないけど、走って逃げる必要はなく、吹き飛ばされることもないでしょう。それがわかれば、あなたは自分の力で立って生きていけるのです。

このようなバランスと柔軟性に加え、支援や援助があればあなたはいっそう自分に力をつけ、強く生きていけるでしょう。依存症者のいる家族または問題のある家族で育つということは、孤立した寂しい生活を送るということです。あなたはあまりにも長い間、孤立した生活をしてきました。ですから、これからは自分の人生を癒していいのです。支援者はあなたの回復が難しいときには、明るく暖かい居場所を提供してくれるでしょう。

助けを求め、援助資源に連絡をとるということは大きな前進です。受話器を取り、番号を回し自分を助けてくれる人を求めるには、ほんの数秒しかかからないでしょう。でもこの助けを求める電話をかけるまでのプロセス――自問自答、どうしたらいいのかと度重なる気持ちの変化、助けを求めなくてもこの問題は自分自身で対処できるはずだなどの自問、抑うつや怒りと希望と罪悪感などの終わりのないサイクル――これらすべてはあなたとあなたの家族の精神的、身体的犠牲なしには行なわれなかったことでしょう。ですから、この援助を探し、たどり着くまでには、多くの人は何カ月も何年もかかったことでしょう。しかし、決して忘れないでください。あなたの努力はいつかきっと報われるのです。

アダルトチャイルドの支援にはいろんな種類があります。特にアダルトチルドレンの依存症に関する本はたくさんありますし、機能不全の家族で育ったアダルトチルドレンの心の痛みを癒すための本も数多く出版されています。これらの本は大手の本屋さんなら、心理学かセルフヘルプのコーナーに置いてあります。さらに、インターネットでも依存症の情報サイトがあります。

その人がどのような状況に置かれているかにかかわらず、誰でも利用できるサービスとして自助グループがあります。一九八〇年と一九九〇年の初めにできた、アダルトチャイルドと共依存症者のための十二ステップミーテイングに勝るものはいまだにありませんし、あなたの住む地区にもいくつかの支援グループがあるはずです。また、アラノンもすべての地域にある支援団体です。この自助グループは十二ステップを基本にした、アルコール症や依存症者の家族やその友人のためのプログラムです。もちろん、アダルトチルドレンもいつでも歓迎しています。もしあなたが飲酒や薬物をやめたいと思っていたり、食物、お金、性行為への依存をやめたいと思っている場合にも、それぞれ十二ステップを使ったプログラムがあります。

自助グループには専門のカウンセラーもいませんし、相談の記録も取りません。また、すべて参加は無料です。これらのグループはお互いの共通の問題とその解決方法を探し、お互いを助け合い、支え合っていこうという人たちの集まりです。

この自助グループは、今までに何百万人の人びとにとって、とても有効な援助であったことがわかっています。アラノンでは子どもたち、パートナー、配偶者、または依存症者本人に、依存症がどのような病気か、またそれが日常の生活やそれぞれの家族の生き方に、どれだけ影響を与えているかが理解できるようなプログラムを行なっています。どのメンバーも回復ができるように、そしてどのメンバーも自分自身に安心感がもてるような方法を見つけ出し、継続的に建設的でより良い人生が送れるように援助します。また、ここに来る人たちは、今まで体験した問題や抱えてきた感情が自分一人だけの問題ではなく、じつはどのメンバーにとってもきわめて似ている問題であると気づいていくのです。

参加者それぞれが、自分の参加しているグループの人たちからサポートや理解を得ることで助けられ、またアルコール依存症がどんな病気であるかがわかる簡単なガイドラインつきのプログラムが渡され、それにともない自分の強さや能力を引き出せるようなステップが与えられるのです。これらのグループは、仲間との社交やフィードバックを得るきっかけを作る場でもあります。

また、そのほかにもう一つ、これらのグループで共通しているのはアノニミティ（無名性）の原理をとっていることです。あなたが誰であるかは重要ではないので、原則として家族名は出しません。財産や社会的地位には関係なく、あなたは同じような病気を抱え苦しんでいる仲間の一人とみなされるのです。このグループでは人を評価したりせず安心できる場を作っているので、子ども、配偶者、友人、またはアルコール依存症者本人も、自分たちが体験している問題や内に秘めた気持ちを安心して自由に話すことができるのです。

しかし、もし自分が依存症で危機的な状況であると思ったときは、確かにこの十二ステップが助けにはなりますが、さらに自分にあった特別な治療方法が必要な場合もあるでしょう。そういうときのため、これらのグループには、依存症に関する情報があるだけでなく、紹介支援機関のリストが用意されています。また、イエローページにもあなたの住んでいる地区の支援団体の電話番号が載っているはずです。

どの援助グループを選ぶかは、そのグループのプログラムや、自分のニーズが何であるかで違ってきます。アルコール症患者は解毒してしらふになり、病気を治すことができます。そして家族もきっと回復できますが、その為には、まず援助を求めることが必要です。

多くの依存症患者は依存症によって蒙った自分自身の複雑な人生を、サイコセラピストに話すことで大変助けられています。依存症に関する本や自助グループに参加するだけではなく、もしかするとあなた自身もセラピストにかかることで助けられるかもしれません。

サイコセラピストの助けが自分に必要かどうかは、自分の感覚を信じて判断してください。でも、もし次のような兆候があれば実際に会ってみることをお勧めします。

●抑うつ的な兆候があるとき。
●自己破壊的な行動パターンがあるとき。依存症にともなって，自己犠牲となる，または苦痛をともなう人間関係を繰り返すとき。
●自分の人生を建設的に変えようとしても変えられないとき。
●過去に身体的または性的な虐待があったとき。

セラピストを探す場合は，あなたの住んでいる地区に，依存症と依存症の家族システムについて理解の深い専門家を探すことが必要です。もしそのような専門家が見つからない場合は，地域の依存症の関係機関に連絡をとって，適切な専門家を紹介してもらってください。

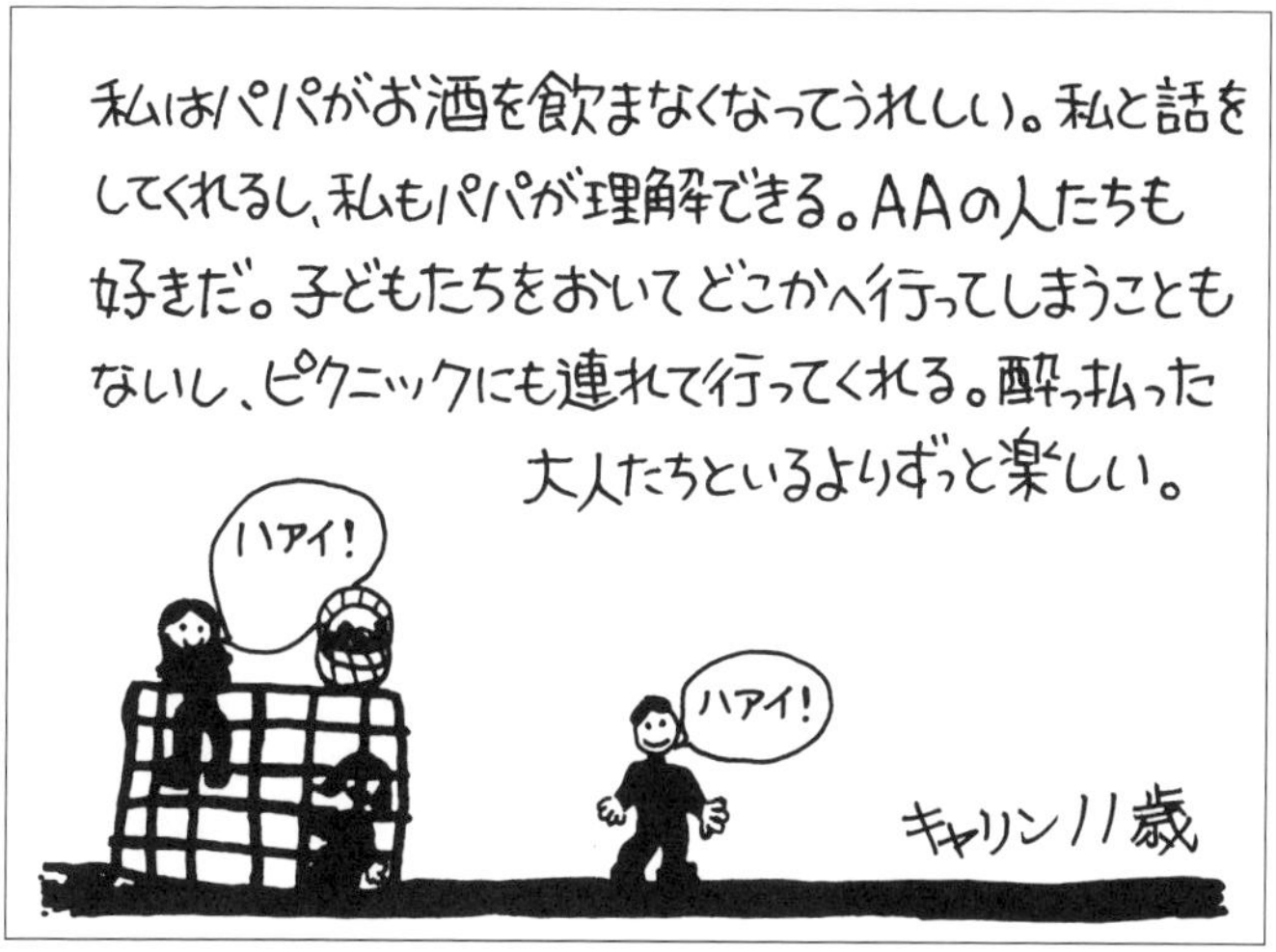
私はパパがお酒を飲まなくなってうれしい。私と話をしてくれるし，私もパパが理解できる。AAの人たちも好きだ。子どもたちをおいてどこかへ行ってしまうこともないし，ピクニックにも連れて行ってくれる。酔っ払った大人たちといるよりずっと楽しい。
ハアイ！
ハアイ！
キャリン11歳

子どもたちのための援助資源

依存症患者のいる家族で育った子どもは、自分の胸にしまい込んだ本当の考えや気持ちを、一番身近な親友にさえ話さないまま育ちます。これはとても寂しく孤独な成長の仕方です。そしてこの寂しさは大人になるまで続くものなのです。それは誰もその子どもたちのトラウマを理解しようとせず、時間をかけて話そうという人もいないまま育つからです。当然のことではありますが、アルコール依存症の直系の家族以外の人は、その家族の問題に首を突っ込むのには抵抗があります。子どもがどんな洋服を着るか、お金の使い方はどうするか、また行動の仕方などに関しては、その親と子どもの問題で、通常は家族のなかで解決されることです。どちらの味方になっても〝アウトサイダー〟(祖父母でさえも)は、家族がそれらの些細な意見の不一致が解決して仲直りをした後には、例外なく余計な

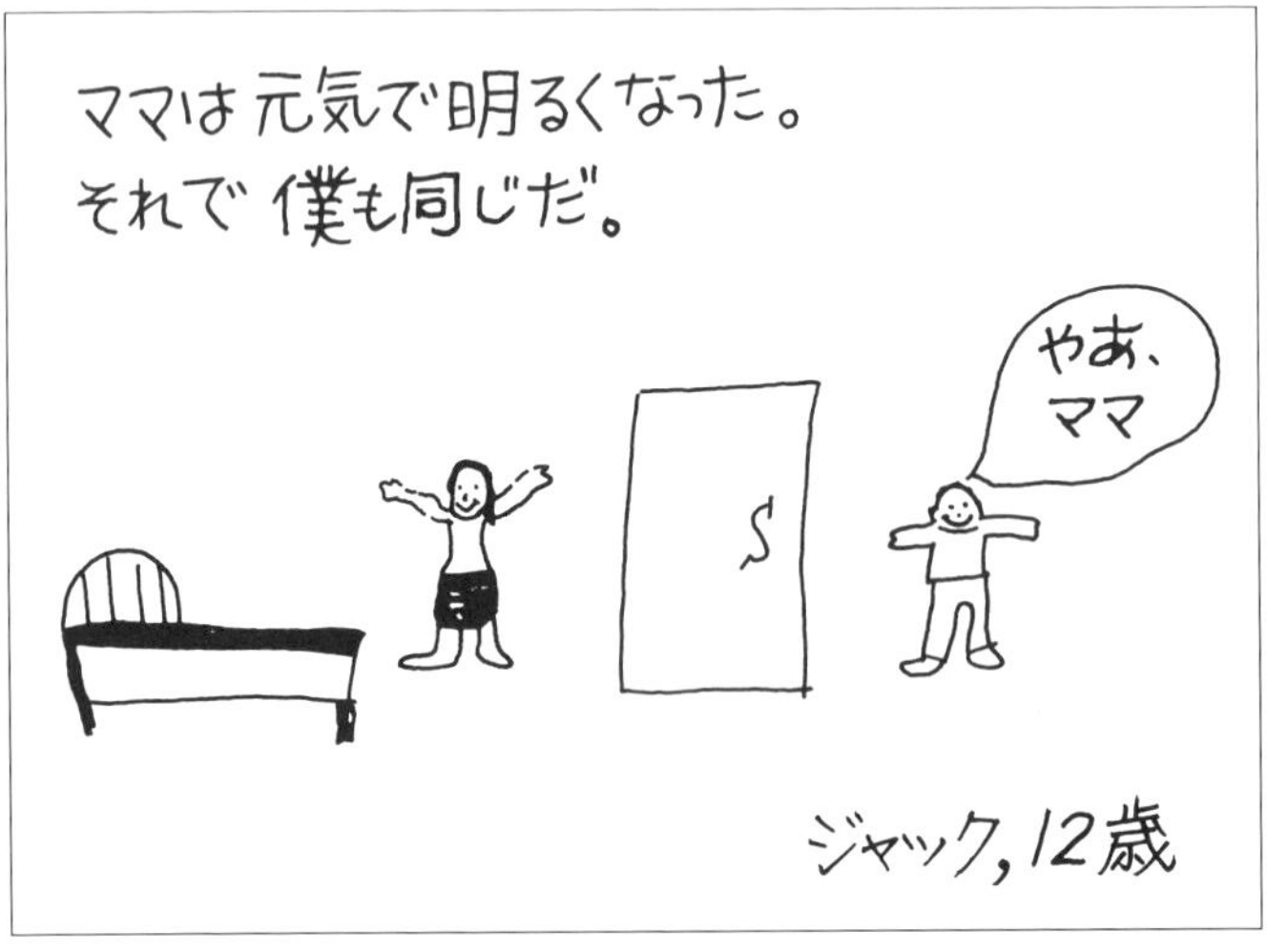
ママは元気で明るくなった。
それで僕も同じだ。
やあ、ママ
ジャック，12歳

ことをしたと悪く言われるものです。

しかし、アルコール依存症はマイナーな病気ではありません。依存症は進行性の病気です。治療しないと決して良くはならず、悪化するばかりのものです。アルコール依存症を家族にもつ子どもの支援者になることは、子どもにとってもその親（両親）にとっても回復の可能性への第一歩となるかもしれません。支援者になるにはまずは子どもの話を聞く聴き手となることです――傾聴すること、慰めること、そして子どもの感情が正当なものであると認めてあげること――です。支援者は家族の状況を変えてあげることはできないかもしれません。しかし、それでもアルコホリックの混乱した家のなかの重圧に、子どもたちが耐えられるような最も重要な援助になり得るのです。そして適切な指導をしてください。ただし、最も良い指導ができるのは、アルコール依存症という病気について理解のある、資格をもった専門家であることを忘れてはいけません。

このような子どもたちは支援があるということ自体、知らないでしょう。また、たとえ支援を受けられるとわかっていても、何をしても自分は無力だからと思い込み、頼むことをやめているかもしれません。しかし、子どもは自分の信頼できる人（カウンセラー、教師など）から、自分に適した特別な援助があると勧めてもらえば、そこに連絡をとり援助資源へとつながることができるでしょう。たとえどんなに小さな援助であろうと、子どもと支援者への架け橋となるような助けがあれば、それはさらなる助けへとつながります。

このような子どもたちは自分の人生でいろんな人たちとかかわりをもちます。それは、両親、親戚、友人、隣人、教師、カウンセラー、医者、裁判官などです。その人たちはこの子どもたちにそれぞれの立場からいろいろな援助やサポートができます。助けを求める子どもたちが若年期、青年期、成人期であろうと、その状況を理解できる熟練した支援者がより多くいれば、より広範囲な援助と支援を受けることができるでしょう。

これは私が望むものですが、支援を求める子どもの生活状況がたとえどんな最悪なものであったとしても、支援者は自分の行なう援助が、その子どもには何もならないほど些細なものだと過小評価しないことです。アルコホリックの家族で育った子どものなかで、生きる力のある子とない子がいますが、その大きな違いはその子どもの世話、または気にかけてくれた人（caregiver）との強い絆があったかどうかです。絆がある場合、子どもはその人の前では年齢相応でよく、大人びた子どもでいなくていいのです。またこの人は子どもを信頼して、話を聞いてくれます。そして、言葉や態度から「私はあなたのことを気にかけている（愛している）」そして「君は私にとって、とても大事な存在だよ」と言ってくるのです。このような人間関係から、子どもは自分は生きる価値がある存在だと確認できるようになり、その結果、混乱した家族のなかで起こる恥かしい出来事やメッセージを、まともに受け取らなくなるのです。

ヴァネッサは三十三歳ですが、自分が十五歳のときにかかわってくれたカウンセラーとどうしても会いたいと思っていました。その当時、ヴァネッサの両親は浮浪者で彼女は三カ月ほど施設に預けられていました。彼女はそのカウンセラーに会ったら「ありがとう」と言いたかったのです。実際に会うとそのカウンセラーが、当時のカウンセリングの何を特に覚えているかをたずねてきました。すると、ヴァネッサは「あなたが実際、私に何をしてくれたのかは覚えていません。でも私のことをとても大事に思ってくれていたと感じていました」と答えました。

ときにカウンセリングは何をするというものではありません。カウンセラーはその時その時に何を感じたかを、いかにその子どもがわかるように伝えるかなのです。ヴァネッサが、自分はそのカウンセラーにとても大事に思ってもらえていたと純粋に思えたことは、無形ですが大事な贈り物でした。この若い女性は、その思いに支えられて生き続けることができたのです。それは彼女が今まで生きてきたなかで受け取ったことのない、自己を肯定できる贈り物でした。彼女は後に自分の日記を持ち出して言いました。「あのとき、あなたは私に日記をつけるように言ってくれましたね。あれから今までずっと日記を書き続けているのです」と。日記を書くことは日々の出来事から気持ちを開放し、ときには力をくれる一つの手段ですが、このとき、何よりもヴァネッサにとって大事だったのは、そのカウンセラーから大事に思われていると自分で感じられたことだったのです。

アルコホリックの家族で育った子どもたちは、育つ過程で不健康な諸々の癖を身につけ、その結果、苦しむことになりますが、それは別の言い方をすると、その子どもたちに本気で関心をもち、かかわる支援者がいなかったのだと私は確信しています。

国立青少年アルコール依存症協会

『私は親のようにはならない』の初版が出て以来、アルコールや薬物依存症の子どもたちをサポートするための中核となる非営利協会が設立されました。一九八三年の設立以来、この国立青少年アルコール依存症協会（National Association for Children of Alcoholics：NACOA）は、すべての年齢層のCOA（アルコール依存症の親の元で育ったアダルトチルドレン）を支援する目的をもって、情報提供や教育サービスを行なってきました。NACOAは出版物の刊行や依存症に関する教育活動をする援助資源センターですが、さらに子どもの健康や社会福祉の情報をCOAに向けて発信提供もしています。また、長年にわたって、学校組織、宗教を超えた地域社会、医大、医療者などに情報資料を配布しています。アルコホリックの親の元で育った子どもたちのサポートする素晴らしい方法は、この支援団体のメンバーになることです。

学校組織

学校とは大勢の子どもに接することができる場所です。この理由だけをとってみても、依存症を家族にもつ子どもたちが援助資源を求めるには適した場所です。もし、あなたがそういう子どもたちの助けになりたいと思う、教師や、カウンセラーや、校長であるなら、直接個人的に、または学校組織を通して子どもたちとかかわることができる立場にあります。教師は学校での子どもの行動や様子を見ることで、家庭に問題があるかどうかがわかります――学校の授業についていていけない子ども、たとえば眠そうに登校するし、授業中も落ち着きがないとか、衣服や身だしなみがきちんとしてない、などです。その子どもたちは「良い子すぎる子ども」だったり、また自分の抱えている問題を話せる子どもだったり、話せない子どもだったり、です。教師は校庭や廊下で子どもたち同士と話しているのを聞くことがあります。それらを聞いていると自然とその子どものことがわかったり、またはパズルの一片を当てはめるように全体が見えてきたりします。教師がその子どもの家庭の環境を変えるということはまずできませんが、しかし必要としている場合には、その子の話を聞く、理解を示す、または単に慰めるなどはできます。また、それだけでも子どもの気持ちを楽にさせ困難な状況にある子どもの苦痛を軽減することができます。その子ども自身に価値があることを教え、誠意をもって接し、誠実であるだけでも子どもたちは希望をもてるのです。

スクールカウンセラーは教師に比べると、子どもの家庭状況に関する話を直接聞きやすい立場にあります。学校長は、全職員が子どもの支援ができるような適切なトレーニングを受け、子どもたちにとってより効果的な援助資源になっているかを確認し監督する立場にあります。またすべての教職員は学校長に対し、依存症や機能不全家族に焦点を当てた学校外の援助資源ネットワークとそれらの子どもたちがつなげるように、支援を求められる立場にあります。子どもたちは学校外の支援機関で作られたサポートプログラムを利用し、学校のカリキュラムのなかでそのトレーニングも受けられるように支援されていきます。多くの学校には、薬物乱用の影響が見られる、または依存症になる危険性が高い子どもたちに向けて、特別に計画された生徒支援プログラムもあります。

責任を果たすということ

非専門の人たちも専門の人たち同様にそれぞれ自分たちの責任を果たせれば、アルコホリックの影響を受けた子どもたちは、適切に援助支援につながり支援が受けられるでしょう。このような子どもたちに接する機会のある人たちは、それぞれの立場で何らかの責任を果たす必要があるのです。それにはいろいろな方法ややり方がありますが、まず子どもたちには生きているだけでも価値があるのだと認めることです。

- 子どもが年齢相応であってもかまわないと認めてあげること。
- 彼らの思いや感情を認めてあげること。
- 彼らが話をしたくなったときには、その話を傾聴すること。
- 彼らの置かれている現実を認めてあげること。
- 彼らの家族メンバーと話をしてみること。
- 自分の職にある委員会（学校の職員会やその上の教育委員会、会社のなかの委員会など）で、この問題に取り組めるか聞いてみること。
- 聖職（牧師など）に就いている人が同じ聖職に就いている問題意識のある仲間と一緒に、子どもたちの問題に取り組めるか相談してみること。

●アルコホリックの家族で育った子どもが見つかった場合に、医者からアルコール依存症が家族に及ぼす影響がどれほどあるかを説明してもらうこと。

●子どもの依存症が確認されたら、その子どもと依存症に関し話をしてみること。

●子どもに依存症の兆候がある場合は、十二ステッププログラム、またはその治療法を受けるように示唆すること。

●依存症のある子どもに、特別な治療に対応するプログラムを作ること。

支援者の行動は自らが進んで関与し、他人の人生を向上させるお手伝いをしたいという善意によって成り立つものです。

子どもたちの援助資源となる人たちは、自分たちのできることは限られていて、力や時間もないと思うかもしれません。しかし、支援を受ける子どもたちにとっては、それがどれだけ大きいものか計り知れません。たとえ自分たちのできることが限られていても、支援者は自分の支援を過小評価しないことがとても重要です。数少ない専門の援助者であっても、その人が必要と思うような広範囲にわたる理想的な支援、スタッフ、場所、資金、または時間があるわけではありません。しかし、それぞれの人が自分には何ができるか、手元にある手段を持ち寄れば、その時点で必要な支援が実現するのです。そして、さらにもう少しの努力があれば中期、長期の目標を設定することもできるでしょう。私たち支援側に立つ者が「私たちにはそんなことまではできない」と言うことは怠慢なことで、それは「十分に面倒を見る関心がない」と言っているも同じです。

　子どもにかかわる人すべてが、それぞれの立場から何らかの責任を果たす必要があります。また、援助資源となる人びとはお互いに、サポートし合うことが大事です。あなたが自分の生活のなかで、または自分の仕事のなかで、どんな支援ができるのかを考え始めているとき、それはすでに子どもたちの支援に向けて第一歩を踏んだことになります。

　このように、援助資源となる人びとが力を合わせれば、アルコール依存症の家族の〝喋ってはいけない〟という掟を壊すことも、また世代を超えて続く依存症のサイクルをも、打ち壊していくことができるのです。

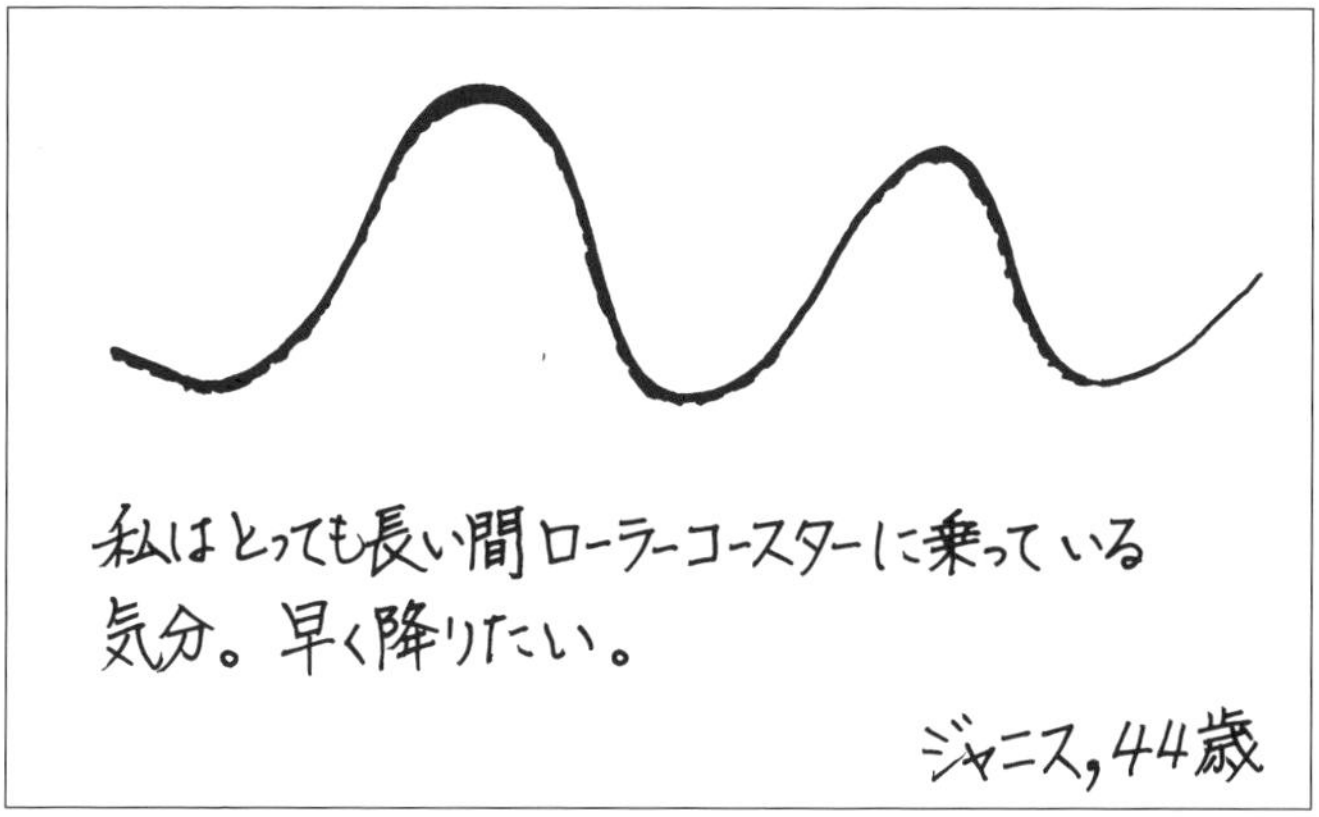
私はとっても長い間ローラーコースターに乗っている
気分。早く降りたい。
ジャニス，44歳

監訳者あとがき

原著（*It will never happen to me*）の初版が出版されたのは一九八二年、その邦訳版の刊行は一九八九年だった。改訂増補版は二〇〇一年出版ということだから、約二十年経っている。われわれの棲む精神・神経臨床の世界では、この間に大きな変革が生じていて、それが改訂版に反映されているために内容が大幅に変わった。

その変化を一言でいえば、アディクション（嗜癖）概念による治療技法と、トラウマ（外傷）概念による治療理論との融合ということである。一九八二年の原著はアディクション（アルコール依存症など）という比較的狭い領域のなかで、精神・心理臨床をしてきた立場から書かれていた。この問題を家族という視点からみると、嗜癖問題を抱えた夫婦のなかで育つ子どもたちが、どのような影響を受けながら成長するかという、より広範な問題がみえてくる。ここに焦点をあてたのが初版である。COA（Children of Alcoholics）には固有の傾向があるという視点は、それ自体が斬新で臨床的有効性もあったので一部の注目を集めたのだが、この考え方はすぐに以下の二つの疑問を呼び起こす。

一つは、このような子どもたち、あるいはそうした子ども時代を経由して大人になった人びと（AC：Adult Children）は、アルコール依存症をはじめとする嗜癖問題家族に限られるのか、それともより広く、不適切な親子関係一般に見られる状況を嗜癖という限られた領域で捉えたにすぎないのか、という疑問である。もしこれが親たちのわが子に対する無関心や、身体的・性的・精神的な暴力の子どもたちの精神発達への影響ということにまで拡大できるとするなら、ＣＯＡないしＡＣの諸問題とは外傷体験後遺症、特に複雑性ＰＴＳＤ（配偶者虐待、児童虐待のような家族内で日常的に繰り返された虐待・無視などの影響下に発生した精神的身体的障害）の問題そのものではないかというのが第二の疑問である。

私自身はというと、原著初版の翻訳をしている頃から、ＡＣを嗜癖領域に固有の問題とは考えていなかった。そして嗜癖治療の領域でアダルト・チルドレンと呼ばれる人びとが、外傷理論家たちによってアダルト・サバイバーと呼ばれていることに違和感を抱いていた。一つの事象に二つの呼称が付けられていたのは、それぞれの事象が注目されるに至った経緯の違い、主として担当する職種の違いによるものにすぎないと考えていた。

アルコール・薬物依存などの嗜癖問題が全米の関心を呼ぶようになったのは、ケネディ、ジョンソン両大統領の頃、つまり一九六〇年代である。一九七〇年代にはこれを家族システムの視点からみる人びとが現われ始めていたのだが、そうした臨床の担い手はソーシャルワーカーであった。現著者であるばれるクラウディア・ブラックも元来はソーシャルワーカーである。これにリカバード（回復者）と呼ばれる元患者が合流した一種のムーブメント（運動）が生じて、この回復運動のなかで、ＡＣや共依存（co-dependence）という概念が勢いをもったのである。精神・心理臨床の専門家たちは、こうした運動に対してむしろ距離を取り、批判的でさえあったことを指摘しておきたい。こうした雰囲気は、このブラックの初版を翻訳した後に訳した心理臨床専門家クラウディア・ベプコによる共依存概念批判の本『フェミニズムとアディクション』（原著一九九一年刊、邦訳一九九七年、日本評論社）を見ていただくとはっきりする。専門家たちは、「燎原の火のように広がる非専門家による運動」（ベプコ）を一種異様なもの、恐怖の対象とみなしていたのである。それでも心理臨床家たちは、これを批判の対象とみなしただけマシだった。精神医学、なかでもアカデミックな大学医学部の精神医学はこの種の運動の存在に気づくことすらなかった。私が精神科医でありながら回復運動に関心を抱き続けてきたのは、たまたま嗜癖患者の治療を専門にしてきたからであるにすぎない。断酒会、AA、アラノンなどに参加することによって、当事者による回復運動の「力」を実感できたことは私にとって幸運なことだった。

一方、外傷理論の「復活」はベトナム戦争終結後の一九六〇年前半からである。「復活」と呼ばれるのは、外傷体験（大人による子どもへの性的誘惑）を「ヒステリーの起源」（一九八一年）としたジグムント・フロイトが、この誘惑説を自ら封じ込めたという経緯があったからである。ベトナム戦争における戦闘トラウマが主として若い男性の精神障害を惹起することが明らかになると、この障害はPTSD（外傷後ストレス障害）と呼ばれるようになり、一九八〇年には、アメリカ精神医学会の診断・統計マニュアル第三版（DSM-Ⅲ）のなかに独立した疾患単位として記載されるようになった。つまり、こちらのほうは一見、精神科医たちに公認された障害になったかのようにみえるわけだが、それはあくまで「生命の危険を憶えるような体験に遭遇した」という診断基準に合致したものについてのことである。生育過程における家族内の虐待被害体験といった事象に「複雑性PTSD」という独立した診断名を与えようという提案はDSM-Ⅳの草案過程で論議されたが結局は斥けられた。こうして実は外傷体験問題についても、その核心部分についてはアカデミックな精神医学からは無視され続けているに等しいのである。それでも家族内外の大人たちからの心身にわたる暴力や性的虐待の犠牲者たちを保護したり、回復を支援しようとする人びとも次第に増えてきた。こうした支援者の一部は専門家たちだが、多くはいわゆるレイマン（非専門家）であり、かつての犠牲者たちの回復運動があちこちで見られるという点で、嗜癖問題とトラウマ問題とは酷似しているのである。しかしほぼ同時期に始まったこれら二つの流れは、ごく最近まで別々の人びとによって担われてきた。

この改訂版を読んで感じるのは、二つの流れの統合である。アダルト・チルドレンはアダルト・サバイバーズなのであり、したがって彼らの子ども時代に親から受けたさまざまな虐待と無視はこの第二版においてさらに詳細に記述される必要が生じたのである。このことを特に強く感じるのは新たに挿入された第5章「恥のサークル」で、ここには犠牲者化（victimization）、完全主義（perfectionism）、引き延ばし（procrastination）、激怒（rage）、うつ病（depression）などが各種の嗜癖と並んで記述されている。激怒の項目に、アーカンソー州ジョーンズバラや、オレゴン州スプリングビルでの少年たちによる銃乱射事件が触れられているが、ここで述べられていることは、一九九七年に日本の神戸市で生じた児童連続殺傷事件から始まる一連の少年犯罪を理解する手がかりともなり得るであろう。長い間、アルコール依存症治療の領域に閉じ込められていたCOA（アルコホリックの子ども）ないしAC（アダルト・チルドレン）の概念は、こうしてようやく精神医学一般への通路を確保するところまで成熟してきたと感じるのである。さすがに解離性障害（家族内暴力の犠牲者によく見られる現実歪曲で、その最も重篤なタイプは解離性同一性障害＝多重人格）についての記述はないが、うつ病の項に区画化（compartmentalization）という用語が使われている（一一七頁）ことに興味がそそられた。これは統合されているべき自己が切片化されたままになっているという、解離性障害の際の人格分割に連絡する概念であり、初版では用いられていなかったと記憶している。

初版の翻訳を手がけたのは一九八九年の夏で、わずか数カ月という大急ぎの作業であった。その年の十一月末、当時勤務していた東京都精神医学総合研究所の主催する国際シンポジウムが開かれることになっていて、私が主任を務めていた社会病理研究室が当番になっていた。シンポジウムのタイトルを「アルコール依存症と家族」と決めて演者の人選に入ったのは前年秋頃からだったが、例年のシンポジウムのように、医学・生物学的領域の研究者に限らず、社会学、臨床心理学から分子生物学にまで及ぶ家族研究のスペクトラムのなかから招聘しようと思った。原著の初版は発刊直後に読んでいたので、その著者クラウディア・ブラックは当初から招聘候補に入っており、幸い来日していただけることになったので、それまでに翻訳を刊行しようと考えて作業を急いだ。邦訳初版がなんとか刷り上がったのは、シンポジウムの前日という慌ただしさだった。このときの国際シンポジウムでの講演と討論は“*Alcoholism and the Family*”というタイトルでBrunner／Mazel社から出版され、*American Journal of Psychiatry*誌の書評欄で取り上げられたりもしている。

あれからすでに十五年。ブラック女史は相変わらずお元気のようで、昨年か一昨年かに再来日されて、講演などをされたと聞く。この改訂版の翻訳もそれに間に合うようにというご依頼を受けたのだと思うが、私の側に余力がなかった。一九九五年に東京都の研究所を離れた後の私は街の開業医であるし、臨床の片手間に細々と続けている研究も、児童虐待の後遺症というテーマに絞っている。それで、この本の監訳は他の方にお任せしたいという気分だったのだが、お引き受けして良かった。記述の第5章のところなど、現在の私の仕事と完全に重なり、かえって「困ったな」と思ったくらいである。何を困ったのかというと、私は今、配偶者に暴力を振るう男性、つまりバタラー（batterer）に関心をもっていて、彼らを「暴力嗜癖」という概念で括ろうとしているからである。もちろん、嗜癖アプローチによる治療に彼らを導入しようとしているのだが、改訂版では、すでにそのこと（暴力の嗜癖性）に触れられてしまっているのを発見して困ったのである。どうもこの著者には発想を先回りされてしまう。仕方がないから、こちらは丹念に臨床資料を集め、かつての被虐待児が虐待者になる過程を証拠で固めたい。

原著者も邦訳者も、「嗜癖問題とその子どもたちへの影響」という共通の研究・臨床課題を抱えながら、長い期間をすごしてきた。この領域は伝統的精神医学や古典的精神療法から誤解されやすいので、お互い厳しい道を歩いてきたはず。訳者は原著者を勝手に同志と思っている。今後も元気にご活躍いただきたい。

誠信書房の松山由理子さん、中澤美穂さんには相変わらずの遅い仕事でご迷惑をおかけした。種々のご配慮に感謝いたします。

二〇〇四年四月五日

家族機能研究所にて

斎　藤　　学

邦訳文献

共依存

- Pia Melody with Andrea Wells Miller and J.Keith Miller：*Facing Love Addiction.*
  ピア・メロディ『児童虐待と共依存——自己喪失の病』内田恒久訳，そうろん社（生活ジャーナル〈発売〉），2002.
- Charles Whitfield, M.D.：*Healing the Child Within.*
  ウィットフィールド C.L.『内なる子どもを癒す——アダルトチルドレンの発見と回復』斎藤学監訳，誠信書房，1997.

回　復

- Daniel Goleman：*Emotional Intelligence.*
  ダニエル・ゴールマン『EQ こころの知能指数』土屋京子訳，講談社，1996.
- Terrence Real：*I Don't Want To Talk About It, Overcoming the Secret Legacy of Male Depression.*
  テレンス・リアル『男はプライドの生きものだから』吉田まりえ訳，講談社，2000.〔原書の抄訳の翻訳〕
- Christine Padesky：*Mind Over Mood：Change How You Feel By Changing the Way You Think.*
  デニス・グリーンバーガー，クリスティーン・A.パデスキー『うつと不安の認知療法練習帳』大野裕監訳，創元社，2001.
- Ellen Bass and Laura Davis：*The Courage to Heal：A Guide for Women Survivors of Child Sexual Abuse.*
  エレン・バス，ローラ・デイビス『生きる勇気と癒す力——性暴力の時代を生きる女性　のためのガイドブック』原美奈子・二見れい子訳，三一書房，1997.
- John W.James and Frank Cherry：*The Grief Recovery Handbook.*
  ジョン W.ジェイムズ，ラッセル・フリードマン『悲しみに「さよなら」を言う方法』山口和代訳，飛鳥新社，2002.〔原書改訂版の翻訳〕

回 復

Compelled to Control, Keith Miller, Health Communications, 1997.

Craving for Ecstasy: The Chemistry and Consciousness of Escape, Harvey B. Milkman and Stanley Sunderwirth, Free Press, 1987.

Emotional Incest Syndrome: What to Do When a Parent's Love Rules Your Life, Patricia Love, Bantam Books, 1991.

Emotional Intelligence, Daniel Goleman, Bantam Books, 1995.

Facing Shame: Families in Recovery, Merle A. Fossum and Marilyn J. Mason, Norton, 1989.

Healing the Shame That Binds You, John Bradshaw, Health Communications, 1988.

I Don't Want To Talk About It, Overcoming the Secret Legacy of Male Depression, Terrence Real, Simon and Schuster, 1997.

Mind Over Mood: Change How You Feel By Changing the Way You Think, Christine Padesky, Guilford Press, 1995.

Moodswing, Ronald Fieve, M.D., Bantam books, 1997.

The Courage to Heal: A Guide for Women Survivors of Child Sexual Abuse, Ellen Bass and Laura Davis, HarperCollins, 1994.

The Feeling Good Handbook, rev. ed., David Burns, M.D., Plume, 1999.

The Grief Recovery Handbook, John W. James and Frank Cherry, Harper Perrenial, 1998.

The Verbally Abusive Relationship: How to Recognize It and How to Respond, Patricia, Evans, Adams Media Corp., 1996.

Healing the Child Within, Charles Whitfield, M.D., Health Communications, 1987.

Is It Love or Is It Addiction? 2nd Ed., Brenda Schaeffer, Hazelden, 1997.

The Betrayal Bond: Breaking Free of Exploitive Relationships, Patrick Carnes, Health Communications, 1998.

The Drama of the Gifted Child, Alice Miller, Basic Books, 1997.

養 育

Kids Power Too! Jerry Moe, Imagin Works,1996.

The Parent's Little Book of Lists, DO's and DON'Ts Of Effective Parenting, Jane Bluestein, Health Communications, 1997.

Parents Teens and Boundaries, Jane Bluestein, Health Communications, 1993.

Self Esteem: A Family Affair, Clark, Hazelden, 1998.

嗜 癖

Contrary to Love, Patrick Carnes, Compcare, 1989.

Deadly Odds, Michael Brubaker, Affiliated Writers of America, 1998.

Don't Call It Love, Patrick Carnes, Bantam Books, 1991.

Educating Yourself About Alcohol and Drugs, A People's Prime, rev. ed., Marc Schuckit, Plenum Trade, 1998.

Lonely All the Time: Recognizing, Understanding, and Overcoming Sex Addiction, for Addicts and Co-Dependents, Ralph H. Earle and Gregory Crowe, Pocket Books, 1998.

Out of the Shadows, 3rd Ed., Patrick Carnes, Hazelden, 2001.

Stage II Recovery, Earnie Larsen, Harper & Row San Francisco, 1985.

Women, Sex, and Addiction, Charlotte Kasl, Harper & Row, 1989.

参考文献

子どもの嗜癖

Adult Children: The Secrets of Dysfunctional Families, John and Linda Friel, Health Communications, 1988.

Children of Alcoholics, Selected Readings, NACOA, 2000.

Perfect Daughters, Robert Ackerman, Health Communications, 1989.

Safe Passage, Recovery for Adult Children of Alcoholics, Stephanie Brown, John Wiley & Sons, 1992.

Silent Sons, Robert Ackerman, Simon & Schuster, 1993.

The Resilient Self: How Survivors of Troubled Families Rise Above Adversity, Steven & Sybil Wolin, Villard Books, 1993.

共依存

Another Chance, 2nd Ed., Sharon Wegscheider Cruse, Science and Behavior, 1989.

Bradshaw on the Family: A Revolutionary Way of Self-Discovery, John Bradshaw, Health Communications, 1988.

Boundaries, Anne Katherine, Simon & Shuster, 1991.

Co-Dependent No More: How to Stop Controlling Others and Start Caring for Yourself, Melody Beattie, Walker, 1989.

Facing Codependence, Pia Melody, with Andrea Well Miller and J. Keith Miller, Harper San Francisco, 1989.

Facing Love Addiction, Pia Melody with Andrea Wells Miller and J. Keith Miller, Harper, 1992.

共訳者

加藤　尚子（かとう　なおこ）
1997年　九州大学大学院教育学研究科博士後期課程単位取得退学
　　　　文化人類学専攻
現　職　国際医療福祉大学医療福祉・マネジメント学科教授

鈴木真理子（すずき　まりこ）
1993年　日本社会事業大学大学院社会福祉学部修士課程卒業
現　職　埼玉県立大学保健医療福祉学研究科教授

信田さよ子（のぶた　さよこ）
1973年　お茶の水女子大学大学院修士課程修了（児童学専攻）
現　職　原宿カウンセリングセンター所長

竹村　道夫（たけむら　みちお）
1972年　大阪大学医学部卒業
現　職　赤城高原ホスピタル院長，医学博士

吉永　　梓（よしなが　あずさ）
1984年　成蹊大学文学部文化学科卒業
現　職　翻訳家

榎本　享子（えのもと　きょうこ）
1980年　上智大学外国語学部英語学科卒業
現　職　翻訳家

鈴木アリヤ（すずき　ありや）
1983年　上智大学外国語学部比較文化学科卒業
現　職　翻訳家

監訳者

斎藤　学（さいとう　さとる）
1941年　東京都生まれ
1967年　慶応義塾大学医学部卒業
同大学医学部助手（精神神経科学教室），WHO研修生（薬物依存関連問題），フランス政府給費留学生（精神医学），国立療養所久里浜病院医長，東京都精神医学総合研究所研究員を経て，
現　在　家族機能研究所代表，アライアント国際大学臨床心理大学院名誉教授，日本嗜癖行動学会理事長，同学会誌『アディクションと家族』編集主幹，日本子どもの虐待防止研究会名誉会員，医学博士
＜家族機能研究所＞の連絡先
〒106-0045　東京都港区麻布十番2-14-6，イイダビル2F
TEL. 03-5476-6041　http://www.iff.or.jp
著訳書　『女らしさの病い』，『家族依存症』，H. ドゥローシス『女性の不安』（訳），A. W.シェフ『嗜癖する社会』（監訳），J.スウィガート『バッド・マザーの神話』（監訳），以上誠信書房，『「家族」という名の孤独』講談社，『家族の闇をさぐる』小学館　他多数

私は親のようにならない［改訂版］
――嗜癖問題とその子どもたちへの影響

2004年7月10日　第1刷発行
2021年1月30日　第7刷発行

監訳者　斎藤　学
発行者　柴田敏樹
印刷者　西澤道祐

発行所　株式会社　誠信書房
〒112-0012　東京都文京区大塚3-20-6
電話　03（3946）5666
http://www.seishinshobo.co.jp/

あづま堂印刷　協栄製本　落丁・乱丁本はお取り替えいたします
検印省略

ISBN 978-4-414-42917-6 C1047

アダルト・チルドレンの子どもたち

もう一つの共依存世代

ISBN978-4-414-42918-3

アン・W. スミス著　斎藤 学監訳

アダルト・チルドレンの子どもたち（次世代 AC）に焦点を当て，その特徴及び治療方法を紹介する。著者は，全米初のアダルト・チルドレン治療プログラムを作成し，短期滞在型入院治療を米国各地で展開している。本書はこれらの実践を踏まえ，次世代 AC のために，回復方法を自ら選択するための情報を提示した。

目　次

四六判並製　定価(本体2100円+税)

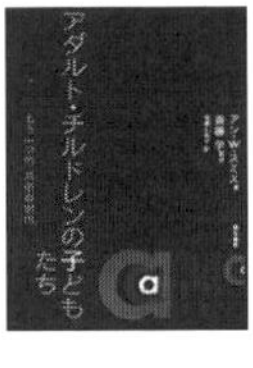

食べ過ぎることの意味

過食症からの解放

ISBN978-4-414-42915-2

ジェニーン・ロス著　斎藤 学監訳

自ら摂食障害に苦しみ克服した著者が，セラピストとして，回復までの道すじを具体的に示し，過食の背景を語る。人生の虚しさを忘れるために食べることを利用しない，食べたいものを好きなだけ食べることに罪の意識を持たない，空腹という感覚を大切にする等，食から自らを解放し，自分自身を取り戻すための本。

目　次

四六判上製　定価(本体2300 円+税)

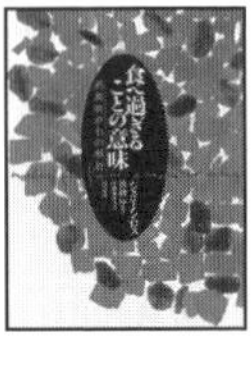